제초제

중독 치료 지침서

제초제 중독 치료 지침서

순천향대학교 천안병원 농약중독 연구소장 · 내과교수
홍 세 용

고려의학

머리말

사람은 식물에 비하여 우수한가? 같은 생명체로서 동물과 식물은 서로 장·단점을 갖고 있다.

식물이 갖고 있는 가장 부러운 점은 공기 중의 탄산가스와 땅속의 물, 그리고 햇빛만 있으면 먹고 살 걱정을 안 한다는 점이다. 탄소동화작용을 통하여 탄수화물을 만들고 이로부터 다시 지방산을 만드는 기술이 있기 때문이다. 더 나아가 공기 중 혹은 토양 속에 있는 질소로부터 아미노산을 만들고 단백질을 합성할 수도 있으니 얼마나 부러운 존재인가?

사람도 공기와 물, 그리고 햇빛만으로 먹고 사는 문제를 해결할 수 있다면 얼마나 좋을까? 그러면 세상이 지금처럼 각박하지도 않을 테고 굶주리는 사람도 없을 것이다.

제초제는 식물이 살기 위해 수행하고 있는 탄소동화작용, 질소동화작용, 지방산이나 단백 합성의 과정을 선별하여 차단하는 독극물이다. 잡초라는 이름으로 제거의 대상이 되는 식물에게는 미안한 일이지만 곡식, 채소, 과수를 보호하기 위해서라면 어쩔 수 없는 노릇이기도 하다.

이런 제초제가 직접 혹은 간접적으로 인체에 미치는 영향에 대해서 임상 의사들은 많은 관심을 가져야 한다. 그 이유는 농촌 인구가 감소할 수록 농약 사용은 증가하게 되기 때문이다. 12년 전 서둘러 출간하였던 「농약중독 치료지침서」가 말 그대로 옛날 책이 되어 버렸는데 그 이유는 지난 12년 사이에 농약중독에 대한 이해가 새로워졌기 때문이다. 농약은 살균 살충제와 제초제로 구성되지만 사실 두 약제는 매우 차이가 크다.

전자는 대부분 신경 독이지만 후자는 식물의 대사를 억제하는 약제이기 때문이다. 이런 이유로 제초제 중독을 별도로 정리해 보았다.

탈고에 앞서 히말라야 안나 푸르나 베이스 캠프에서 마지막 원고 정리를 할 요량이었으나 고산증으로 머리가 욱신거려 마음 뿐이다. 그런 와중에도 떠나지 않는 생각은 하나 - 사람이 나무라면 얼마나 좋을까?

2010.1.9 안나 푸르나 베이스캠프 4013 m 산장에서 홍세용

일러두기

1. 이 책은 2010년 1월 현재 우리나라에서 시판되고 있는 제초제를 대상으로 성분과 독성, 치료법을 기술하고자 하였다. 농약은 크게 살균 살충제와 제초제로 구성되며 혹자는 농약들의 독성 및 인체에 미치는 영향이 서로 비슷하다고 생각하는 경우가 많다. 그러나 살균 살충제와 제초제는 작용 기전 및 인체 독성이 서로 다르다. 생명의 기본 단위인 세포가 동물과 식물간에 큰 차이를 보이기 때문이다. 따라서 농약 중독을 치료하는 임상 의사들은 제초제 중독과 살균 살충제 중독의 임상적 특징을 구별하여 이해할 필요가 있다. 이것이 저자가 농약중독 중에서 제초제 중독을 따로 분리하여 저술하는 이유이다.

2. 환자 대부분이 농촌지역에서 발생하고 약의 오·남용에 의하여 중독되는 점을 고려하여 농민들에 익숙한 상품명으로부터 성분을 확인할 수 있도록 하였다.

3. 치사량(LD_{50})은 실험동물의 종류와 약물의 투여 방법에 따라 다양하나 상대적인 비교를 위하여 "수컷 rat의 급성 구강투여"로 통일하였다.

4. 농약의 이름(common name)은 국제적으로 공인된 ISO/TC 81(International Organisation for Standardization through its Technical Committee 81) 표기법에 따랐다.

5. 구체적인 치료법을 나열하기 보다는 제초제의 전체적인 윤곽을 이해하는데 도움이 되도록 하였다. 제초제 중독에는 특효약이 없다. 그렇다고 치료를 소홀히 할 수는 없다. 급성 제초제 중독 환자에게 어떤 치료를 할 것인지는 해당 제초제에 대한 독성학적 이해가 먼저 이루어져야 결정할 수 있는 문제이다. 옛말에 알아야 면장을 한다는 말처럼, 상대를 알고 나를 알면 승리할 수 있다는 말처럼, 각각의 제초제 독성을 충분히 이해하면 자연스럽게 치료 법을 얻을 수 있을 것이라는 생각으로 각 제초제에 대한 작용 기전을 중심적으로 기술하였다.

목 차

제 1 장

총론

01 제초제(herbicide)의 정의와 분류

1. 제초제의 정의

잡초를 예방하거나 박멸할 목적으로 사용하는 제초제는 선택성 제초제와 식물전멸 제초제, 그리고 생장 조정제 등으로 분류한다. 현재 우리나라에서는 제초제 사용 용도가 약 13가지 정도로 구별되어 있다.

우리나라에서는 제초제의 남용 혹은 오용으로 인하여 매년 천명 이상이 입원치료를 받고 있으며 이중 수백 명이 사망할 것으로 추측되고 있다. 농약은 농산물의 생산을 늘려 경제적으로 이로운 장점이 있지만 지속적인 사용은 환경 보건학적 측면에서 다소간에 나쁜 영향을 미칠 수밖에 없음을 고려할 때 제초제의 사용이 인류에게 궁극적으로 이롭기만 한 것인지에 대하여는 좀 더 다각적인 검토가 필요하다.

2. 제초제의 분류

제초제를 분류하는 방법은 다음과 같이 여러 가지가 있다.

1) 제초제의 독성(치사량)에 따른 분류

독극물의 독성을 표시하는 방법으로는 WHO(World Health Organization) 분류 혹은 EPA(U. S. Environmental Protection Agency) 분류처럼 치사량을 기준으로 분류하는 방법이 보편화되어 있다. 일반적으로 치사량을 기준으로 독성을 분류 할 때는 다음과 같은 요령으로 분류하면 편리하다.

- 초 특급 독성 : 한 자리 수 : 1~9(mg/kg)
- 특급 독성 : 두 자리 수 : 10~99(mg/kg)
- 보통 독성 : 세 자리 수 : 100~999(mg/kg)
- 저 독성 : 네 자리 수 : 1000(mg/kg) 이상

그러나 농약 특히 제초제의 경우 독성을 치사량만으로 구별하면 다음과 같은 문제가 있다.

① 농약의 독성 표기가 주요 성분을 대상으로 하지 않고 완재품의 독성을 표기한다. 즉 원래 독성이 강한 성분도 희석을 했다면 독성이 약화되었다고 표시한다.

② LD_{50}이 실험 동물의 종류(species)에 따라 많은 차이가 난다. 따라서 어느 것을 기준으로 사람의 치사량을 추정할 것인지가 애매한 경우가 많다.

③ 농약, 특히 제초제의 경우 혼합 제 혹은 복합제가 많은데 두 성분이 혼합된 경우 독성에 대한 임상 연구 자료가 거의 없다.

④ 농약의 특성상 계면 활성제, 증량제, 전착제 등의 첨가물이 포함 되는데 이들의 독성도 무시할 수 없다. 대표적인 예가 글리포세이트(glyphosate) 중독이다. 독성이 없는 것으로 표시 되지만 심한 경우 환자가 사망하는 경우를 본다. 많은 연구자들은 첨가된 계면 활성제가 사망 원인일 것이라고 믿고 있다.

물론 치사량을 기준으로 독성을 표시하는 것 보다 더 효율적인 방법이 없기 때문에 무시 할 수는 없다. 그러나 위에서 언급한 점들을 항상 염두에 두어야 한다.

2) 제초제의 화학적 구조(chemical structure)에 바탕을 둔 분류

화학적인 구조나 기능의 유사점을 기준으로 제초제를 분류하는 방법으로 농약의 계통을 이해하는데 많은 도움이 되지만 임상적인 측면에서 화학적 구조에 바탕을 둔 분류를 총체적으로 이해하는 것은 다소 어려운 면이 있다. 이 책에서는 선별적으로 화학적인 구조를 언급하였다.

3) 제초제의 작용 기전(modes of action)에 따른 분류

- 아미노산 합성 억제제(amino acid synthesis inhibitors)
- 지질 합성 억제제(lipid biosynthesis inhibitors)
- 호흡억제제(respiration inhibitors)
- 광합성 억제제(photosynthetic inhibitors)
- 색소합성 억제제(pigment synthesis inhibitors)
- 세포막 파괴(cell membrane disrupters)
- 성장 조절 제(growth regulators)
- 뿌리 성장 억제제(root growth inhibitors)
- 줄기 성장 억제제(shoot growth inhibitors)

4) 제초제의 작용 부위(site)에 따른 분류

- Photosystem I - electron diversion
- Amino acid synthetesis inhibition
- Protoporphyrinogen oxidase(Protox or PPO) inhibition
- Very-long-chain fatty acids(VLCFA) synthesis inhibition
- Photosynthesis inhibition at photo system II site A
- Photosynthesis inhibition at photo system II site B
- Photo system II site a - different binding behavior
- Acetyl CoA carboxylase inhibition
- Acetolactate synthase(ALS) inhibition
- Microtubule assembly inhibition
- Indoleacetic acid transport inhibition

- EPSP(enzyme 5-enolpyruvylshikimate- 3-phosphate) synthase inhibition
- Bleaching : Inhibition of DOXP(1-deoxy-d-xylulose 5- phosphate) synthase
- Bleaching : Inhibition of 4-HPPD(p-hydroxyphenylpyruvate dioxygenase)

5) 제초제의 사용 용도별 분류

- 논잡초약(못자리제초제)
- 논잡초약(초기제초제)
- 논잡초약(중기제초제)
- 논잡초약(후기제초제)
- 밭잡초약(광역잡초)
- 밭잡초약(1년생 잡초)
- 밭잡초약(1년생 광역잡초)
- 밭잡초약(화본과잡초)
- 밭잡초약(광역잡초 및 아카시아)
- 과원잡초 약(비선택성제초제)
- 과원잡초 약(1년생 잡초)
- 과원잡초 약(크로바)
- 비 농경지 잡초 약(비선택성제초제)

이 책에서는 "제초제의 작용 부위(site)에 따른 분류" 와 화학적 구조를 참고하였다.

02 제초제의 인체 장기(organ)에 대한 독작용

1. 피부의 독성

피부는 독극물에 쉽게 노출되어 상처를 입을 수 있을 뿐 아니라 피부를 통하여 약물의 흡수가 일어날 수도 있다. 피부는 고유한 대사작용을 갖는 생체의 기관(organ)이다. 피부는 해부학적으로 상피(epidermis), 진피(dermis), 피하(hypodermis)로 구성된다. 독극물에 의한 피부의 병변은 다음과 같이 구별할 수 있다.

- 퇴행성 변화(degenerative change)
- 비후 성 변화(hypertrophic change)
- 염증
- 수포형성(blister formation)
- 종양
- Hyper pigmentation
- Phototoxic reaction

농약이 피부에 접촉되면 농약의 종류에 따라서는 피부 자체가 완벽한 차단벽 역할을 하여 전신적인 침투가 불가능할 뿐 아니라 국소적으로도 아무 문제를 야기하지 않는 경우가 있다. 그러나 대부분의 농약은 피부의 세포를 자극하여 피부염(irritation, dermatitis)을 유발한다. 어떤 경우에는 피부를 투과하여 피부 내의 단백과 작용하여 접촉성 알러지 피부염을 유발하며 심한 경우에는 피부를 관통하여 전신적인 증세를 유발하기도 한다. 햇빛에 노출되면 피부염이 악화되는 약물에 대한 기전은 확실치 않으나 햇빛에 의해 피부에서 자유기(free radical)가 증가하는 것에 기인하리라 생각된다. 이 경우 첫 번째 노출에 증세가 나타나며 피부 병변은 흡사 태양열에 의한 화상처럼 오인되는 경우가 많다.

2. 호흡기관에 대한 독성

농약중독 중에서 폐에 가장 뚜렷한 병변을 야기하는 것은 제초제 paraquat에 의한 폐의 섬유화이다. 초기의 병변은 consolidation이지만 뒤이어 fibroblast의 증식이 염증세포의 침착과 함께 심화되고 간질 세포(mesenchymal cell)가 폐포 벽(alveolar wall)까지 확산되고 폐포 상피세포의 증식으로 폐포의 벽이 두꺼워진다.

3. 위장 관의 독성

피부나 호흡기관처럼 직접 독극물에 노출될 수 있다. 약물은 직접 점막세포를 손상시키거나 위장관 벽에 노출된 수용체(receptor)와 결합하며 위장관 운동을 감소시킬 수도 있다. 농약중독에 의한 위장관 벽의 병변은 위장관 점막의 부식작용이 특징적이다. 환자가 생존하면 위장관 점막 괴사는 대부분 수주 내에 정상처럼 회복되나 수개월간 통증을 호소하거나 이상 감각을 호소하는 경우도 있다.

4. 순환기계의 독성

독극물은 심근의 membrane potential에 변화를 주어 부정맥 혹은 전도장애를 유발할 수 있다. 이런 기능적인 작용 이외에 심근의 구조적인 병변(cardiomyopathy)을 유발할 수 있다. 그러나 농약중독이 인체의 심 혈관계에 미치는 영향에 대한 임상적인 연구는 많지 않다.

5. 간장의 독성

많은 농약들이 간장이나 신장을 통하여 배설되므로 이들 장기내 독극물의 농도가 상대적으로 높고 따라서 자주 손상된다. 일반적으로 괴사 후에 세포의 증식이 뒤따르는 경우가 대부분이다. 대다수의 농약들은 생물학적 변형(biotransformation)에 의하여 형성된 중간 대사물질이 간 조직에 직접적인 독작용을 나타낸다. 즉 이들 변형된 독극물은 세포내의 핵산, 단백, 지질, 당질 등 분자량이 큰 물질에 결합하여 세포의 기능을 방해한다. 많은 중간대사물질은 cytochrome P-450에 의하여 처리되지만 이 한계를 넘는 경우 조직의 손상이 초래된다. 다행히 급성 농약 중독에 의한 간 손상은 환자가 급성 중독증에서 회복되면 대부분 만성 간 질환으로의 이행없이 회복된다.

6. 신경학적인 중독

많은 약제들이 신경전도장애를 유발한다. 이는 신경세포의 구조적인 변화에 의한 경우도 있고 ionic channel 의 기능적 병변에 의한 경우도 있다. 전기생리학(electrophysiology)의 발달로 근전도, 뇌파검사 등을 이용하면 많은 정보를 얻을 수 있으나 단 시술자가 경험이 많이 축적되어 있어야 한다. Miniature end-plate potential을 측정하면 neuromuscular transmission에 대한 정보를 얻을 수 있다. 유기인제와 제초제 등에 반복적으로 노출되면 신경 근육학적인 문제가 발생할 가능성이 높은 것으로 알려져 있어 상대적으로 예상 환자가 많은 우리나라에서 이에 대한 연구가 절실한 형편이다.

7. 신장의 독성

신장은 혈류량이 많고 여과 물을 농축하는 기능적 특성과 신 수질(medulla)의 혈류가 느리고 distal tubule은 많은 물질들을 재흡수하는 해부학적 특성 때문에 혈중에 독극물이 존재하면 쉽게 손상된다.

독극물은 여과되어 세뇨관 상피에 직접 접촉되지만 일부는 세뇨관 상피세포에 존재하는 다양한 이송단백(carrier)의 일부와 결합하여 재흡수되거나 endocytosis 혹은 단순 확산(diffusion)에 의해서도 재 흡수된다. 이렇게 재흡수된 약물들은 상피세포에 비교적 풍부하게 분포되어 있는 효소들에 의해 생물학적인 변형(biotransformation)으로 활성화된 중간 대사 물이 형성된다.

물론 세포도 자체의 방어기전이 있으나 독성이 이를 초과하게 되면 조직의 손상이 초래된다. 사구체에서 관찰되는 조직학적인 병변은 염증세포의 침착 없이 퇴행성변화(degenerative change)가 흔히 관찰된다.

03 제초제 중독의 진단

1. 노출력(history of exposure)

농약중독의 진단 시 가장 중요한 것은 약물 중독의 가능성에 대한 의심이다. 급성 중독의 경우 환자 자신 혹은 보호자가 이에 합당한 증언을 해주므로 별 문제가 없으나 살포 후나 반복적인 노출에 의해 중독 증세를 보일 때에는 의사가 중독의 가능성을 판단해야 한다. 농약 살포 후에 두통, 무력증, 오심, 구토 등의 증세가 발생하였다고 하면 단순한 감기 몸살이나 렙토스피로시스증, 쯔쯔가무시증, 유행성 출혈열 등의 가능성과 함께 농약 중독증을 의심해 볼 필요가 있다. 환자가 과거에도 여러 번 같은 약을 별 문제 없이 사용한 일이 있는 경우에도 중독증세가 발생할 수 있음을 설명해야 한다. 약의 살포 후에 중독증세가 발생한 경우 사용 중이었던 약병, 혹은 음독한 경우 남은 약병을 조사하면 약의 성분 확인에 결정적 도움이 된다.

의사는 환자 혹은 환자 가족들로 하여금 최선을 다해서 약병을 찾아오도록 해야 한다. 약병을 확보한 다음에는 약병에 써 있는 농약의 상품명, 성분명, 원액의 희석 %, 그리고 제조회사 연락처를 기록해야 한다. 그 이유는 농약의 종류에 따라서는 농약 자체보다 제조과정에 추가된 계면 활성제나 증량제 등에 의한 독작용이 문제가 되는 경우가 있기 때문이다. 일반적으로 이런 것들은 병 혹은 포장지에 표시가 되어 있지 않기 때문에 상황에 따라서는 제조 회사에 직접

물어보아야 하는 경우가 있다. 특히 제조 연, 월, 일을 확인하는 것이 중요한 이유는 약에 따라서 약의 독성이 약화되는 기간이 다르고 간혹 같은 제제라고 하여도 제조 기간에 따라 내용이 조금씩 달라지기 때문이다.

의복이나 피부에 묻은 약물의 냄새나 색깔로 흔히 사용되는 농약을 추측할 수 있는 경우도 있다. 제초제 paraquat의 경우 자살 목적으로 마시는 많은 환자에서 손톱 가장자리 등 신체의 일부에 초록색을 띠는 원액을 발견할 수 있다.

농부들이 살충제 계통의 약을 살포하고 당일로 혹은 수일 이내에 두통과 오심 구토 허약감 등을 호소하는 경우가 있다. 가장 흔히 사용되고 독성이 강한 유기인제의 경우 선진국에서는 호흡이나 피부를 통한 중독은 드문 것으로 알려져 있으나 분무기를 등에 지고 직접 뿌리는 우리나라에서는 cholinesterase inhibitor 중독의 전형적인 임상증세를 보이는 경우가 있다. 특히 우리나라 농촌에서 문제가 되는 것은 원액을 살포 전에 희석하는 과정에서 제조원의 지시에 따르지 않고 좀더 독한 약제로 살포하려는 경향이 많아 상대적으로 피부 접촉이나 흡입에 의한 중독의 가능성이 높다는 점이다. 제초제의 경우 500배 희석 용을 200~300배 정도로 희석하여 사용하는 경우가 많다. 이런 경우 장시간 혹은 연일 농약을 살포하면 두통 오심 허약 감 등이 유발되는 경우가 많다.

수확을 앞둔 농산물에 시기적으로 부적절하게 살포된 경우 이 농산물을 먹는 사람은 살포된 농약에 중독될 수 있으며 이때의 특징은 환자가 다발적으로 발생한다는 것이다.

우리나라에서는 농사가 집약적으로 좁은 면적에서 다양한 종류의 작물이 제배 되는 경우가 많아 살포된 약제가 주위의 작물에까지 영향을 미치는 경우가 적지 않다. 실제로 저자는 자기의 밭 둑에 살포한 제초제가 바람에 날려 인접한 이웃의 상추 밭에 살포되고 그날 오후 이 상추를 먹은 이웃사람들이 중독증세를 일으킨 경우를 경험하였다. 다행히도 현재 시판되고 있는 농약들은 이런 경우 중독의 정도가 약하여 치명적인 경우는 거의 없으나 반복적인 노출에 의한 만성적 중독에 관하여서는 아직까지 규명되지 않은 부분이 많아 각별한 주의가 필요하다. 과일과 채소의 수확 후 잔류 농약 농도는 공신력 있는 당국에 의해 조사되어야 한다.

우리나라에서는 급성 농약중독의 90% 이상이 자살을 위한 음독이다. 연령별, 성별 특징은 도시 지역과 농촌 지역에 차이가 있겠으나 20~30 대에는 남녀

간의 갈등이, 40~50대에는 사업 실패에 따른 좌절 등이 주요 원인을 이루고 있다. 추석이나 구정 혹은 연말에 자살 환자수가 많이 발생하는 경향이 있다. 최근에는 핵가족화에 따른 노인문제의 증가로 인하여 80 세 이상의 노인들이 자살목적으로 농약을 음독하는 경우가 늘고 있다. 음독농약의 성분 별 구별은 가장 많이 생산되는 가장 흔한 약이 주 원인 약이나 최근에는 사망률이 가장 높다고 알려진 제초제(paraquat)를 음독하는 환자의 수가 급증하고 있어 사회적인 대책이 필요하리라고 생각된다.

농약중독의 5% 정도가 사고에 의한 경우다. 쓰다 남은 약을 음료수 병에 보관하고 다른 가족이 이를 음료수로 오인하여 마시는 경우와 취중이거나 혹은 정신병이 있는 사람이 음료수로 오인하여 농약을 마시는 경우가 있다. 우리나라에는 다양한 종류의 음료수가 시판되고 많은 사람이 이들 음료수를 마시는 습관에 젖어 있는 것이 한 원인으로 생각된다. 필자가 확인한 바로는 미국이나 유럽 에서는 이런 원인으로 농약중독환자가 발생하는 일은 없다고 한다.

원액을 음독한 경우는 농약 살포 중에 중독되는 경우에 비하여 중독의 정도가 심한데 그 이유는 원액을 마시게 되기 때문이다. 필자의 경험에 의하면 위장상태(공복에 음독하면 더욱 나쁨), 음주 여부(취중에 음독하면 더욱 나쁨), 정신질환 유무(정신 질환이 심할수록 많이 마시는 경향이 있음) 등이 사망률에 직접적인 영향을 미친다. 이에 반하여 어떤 환자들은 음독한 양을 의도적으로 줄이려는 경우가 있다. 입에 대기만 했다고 주장 하는데 실제로는 두세 모금을 넘긴 경우이다. 이런 경우는 자기 부정 혹은 낙관하고자 하는 심리적 배경이 있는 듯 하다. 즉 우발적으로 치명적인 약을 음독하고 바로 후회하는 환자 중에서 그 약은 조금만 넘어가도 사망하게 된다는 것을 뒤 늦게 알고는 자기가 넘긴 약물의 양이 치사량 이하일 것이라고 일관되게 주장하는 경우이다. 음독 양이 적으니 책임지고 고쳐보라는 애틋한 마음으로 보여 안타까움이 더욱 커지게 된다.

2. 전형적인 임상증세 : (typical form of clinical feature)

노출력(exposure history)과 함께 전형적인 임상 증세가 나타나면 진단에 어려움이 없으나 노출력이 불명하거나 전형적인 증세를 보이지 않을 때에는 일

단은 농약 중독을 의심하면서 다른 질환을 감별해야 한다. 제초제 음독 후 임상 증세의 발현 시간까지의 간격은 약의 용량, 음주 여부, 위장 상태 등에 따라서 다양하다. 자살 목적으로 음독하는 경우나 사고로 음독하는 경우에는 약물 섭취 시각을 정확하게 알 수 있으나 수일 간 살포 후에 중독 증세가 나타날 때는 추정이 어려운 경우도 있다.

불행하게도 제초제 성분마다 뚜렷한 임상 증세를 나타내는 경우는 아주 드물다. 치사율이 높은 paraquat 중독의 경우 치사량 이상을 음독한 환자들은 첫날은 급성 병색 소견, tachypnea, 몸을 뒤틀면서 괴로워하는 자세를 보이지만 정신은 명료하다. 3~4일이 경과하면 구강 내 점막 괴사가 시작되며 5일 이후에는 입 안 점막이 모두 하얗게 necrosis 된다. 사망의 길로 진행되는 경우는 소변 양이 줄면서 호흡곤란이 발생하는 것이 전형적인 경과이다. 이에 반하여 glufosinate ammonium 혹은 glyphosate 등 paraquat 이외의 비선택성 제초제 중독의 경우는 치사량이 음독 되었을 때 경련, 혼수 등 중추신경계 증세가 먼저 나타난다.

환자의 약물이 섭취된 다음 짧은 시간 내에 증상이 발현된다면 약의 흡수가 빠르고 직접적으로 작용하고 있음을 시사한다. 독작용이 장시간 지속된다면 해독작용이나 배설이 원활치 못하거나 독극물이 유발한 해부학적, 생화학적인 병변의 회복이 더딘 것을 시사한다.

제초제 음독 후 중독증세를 나타낼 때까지의 간격을 각각의 약제에서 파악하는 것이 중요하다. 실험동물에서 ET_{50} 혹은 LD_{50}을 산정할 때 투약 후 동물의 사망까지의 간격을 파악하는 것은 각각의 약제의 독성을 이해하는데 도움이 된다. 다시 말 해서 치사량을 음독한 환자에서 사망에 이르는 과정이 서서히 진행되는가 아니면 급격히 진행되는지는 약제의 독성에 따라 다양하다. 대부분의 농약은 생체에서 두 단계에 걸쳐 대사된다. 첫째 반응은 산화, 환원, 가수분해 등으로 약물의 분자가 극성(polar)을 띠도록 유도하는 반응이고 둘째 반응은 생체의 분자들과 결합(conjugation)하여 수용성이 되어 결과적으로 배설이 용이하게 되는 반응이다.

3. 검사실 소견

약물 자체 혹은 이의 중간대사 물을 증명하거나 독극물에 의해 특이적으로 변하는 효소를 측정하는 것이 가장 확실한 진단법이 될 수 있다. 2,4-D 나 diquat, paraquat등의 제초제는 음독 후 시간 경과에 따른 혈중 농도의 변동으로부터 진단은 물론이고 중독의 정도를 평가할 수 있는 지표가 된다. 노출력(exposure history)이 확실치 않고 확진이 꼭 필요한 경우에는 혈액, 소변, 지방(fat tissue) 등을 채취하여 적절한 검사를 시행하는 것이 원칙이다.

04 제초제 중독의 일반적 치료(conservative treatment)

간혹 일반인은 물론이고 의사 중에도 제초제 중독 환자의 치료 방법을 요점만 요약해 달라고 하는 경우가 있다. 즉 무슨 약을 얼마를 주사할 것인지를 알려달라는 말이다. 아마도 antidote를 일러달라는 의미인데 불행히도 제초제 중독 치료에는 특효약은 없다. 그러나 모든 병이 그러하듯이 임상의사는 환자가 처해있는 중독 상태를 최선을 다 해서 파악하고 의학적으로 병태 생리(pathophysiology)를 이해하려고 노력 한다면 개개인이 처한 상황에서 최선의 치료법을 찾아낼 수 있게 된다. 의학 교과서에 치료법에 대한 기술이 없다고 치료에 대한 관심을 두지 않으면 위 세척 후에 할 치료가 없게 된다. 그러나 세심하게 관찰하고 관심을 두면 환자를 위하여 시술 할 내용이 많아진다. 제초제 중독환자에게 해당이 될 수 있는 일반적인 치료 내용을 요약하면 다음과 같다.

1. 독극물의 제거

1) 피부 세척

신체로부터 아직 흡수되지 않은 약물을 제거하는 것은 소홀히 하기 쉽지만 아주 중요하다. 비록 증세가 약하거나 중독이 확실치 않아도 의심스러운 경우에는 신체의 모든 부분에서 약물을 씻어내야 한다. 간혹 옷에 약물이 젖어 있는 경우도 있기 때문에 모든 옷을 벗기고 의심되는 부위는 비누로 빨리 씻어내야 한다.

2) 안구 세척

독극물은 대개 각막을 자극하고 염증을 유발할 뿐 아니라 쉽게 흡수될 수도 있어 어떤 종류의 독극물도 눈에 묻었을 때에는 많은 물 혹은 주사용 생리적 식염수로 씻어야 한다. 수돗물이 있을 때는 흐르는 물에 우선 얼굴과 눈을 씻은 다음 눈꺼풀을 위아래로 잡아당기면서 물을 흘러내린다.

3) 구토(emesis)

대부분의 약제는 음독 후 즉시 토하는 것이 좋다. 단 의식이 명료치 않거나 신경학적인 장애로 구토 중 위 내용물이 기도에 들어갈 염려가 있을 때에는 구토를 유도해서는 안 된다.

구토를 유발시키는 방법으로는 환자 자신으로 하여금 구역질을 하도록 하는 방법이 있으나 여의치 않을 때는 소금을 한 숟갈 먹여 위 벽을 자극할 수도 있다.

4) 위 세척(lavage)

약제에 따라 위에 머무는 시간이 약간씩 다를 수 있으나 일반적으로 2 시간이 경과하면 위 세척의 효과는 기대하기 어렵다. 환자의 머리를 뒤로 젖혀 입이 기도(trachea)보다 아래에 위치하도록 한다. Tube에 윤활제(lubricate)를 바르고 식도에 넣은 다음 성인의 경우 50 cm정도 진행시키고 청진기를 위장 부위에 대고 tube끝에서 주사기로 빠른 속도로 공기를 주입하여 꼬로록 소리를 들어

tube가 위장 내에 적절히 위치한 것을 확인한다.

물이나 생리적 식염수를 주입한 후 다시 빨아내기를 반복하는데 한번에 300 ml 이상의 물이나 식염수를 주입하면 소장으로 배출되는 양이 많아짐을 염두에 두어야 한다. 위 세척을 위한 tube는 직경이 16 mm 이상으로 둥글면서 끝이 약간 딱딱하고 옆에 큰 구멍이 하나 이상 있어야 한다.

5) 장 세척

많은 약물이 위에서 장으로 내려가 상당시간 머무르면서 흡수된다. 약물 중독환자의 대변에 상당량의 독극물이 포함되는 경우가 있다. 따라서 약물을 음독한 경우에는 적절한 하제(cathartics)의 사용이 필요하다. 장 운동을 촉진하거나 내용물을 묽게 하는 다양한 종류의 하제가 있지만 효과가 빠르면서 복통을 유발하지 않고 불쾌감이 적은 cathartics가 선호되고 있다.

(1) Stimulant cathartics

① Mineral oil emulsion : 장의 emptying time 에는 큰 영향을 주지 못하며 수분의 재흡수를 막고 장내에서 lubrication작용을 촉진할 뿐이다. 지용성(fat soluble)약물을 용해시킬 가능성 때문에 이들 종류의 약물 치료에 선호되는 경향이 있다. 보통 30 ml(Oil 15 ml)의 emulsion이 사용된다.

② Caster oil : ricinoleic acid의 triglyceride로 장내에서 intestinal lipase에 의해 자극성이 강한 ricinoleic acid로 분해되어 주로 소장의 장 운동이 촉진된다. 보통 15 ml를 투여하며 투여 후 2~6시간 후에 장 세척효과가 완료된다.

(2) Osmotic cathartics : 위 세척이 완료되면 즉시

① Magnesium sulfate(15 g)

② Magnesium oxide(4 g)

③ Magnesium carbonate(8 g)

④ Magnesium hydroxide(milk of magnesia tablets 0.3 g)

⑤ Sodium sulfate(15 g)

⑥ Sodium phosphate(4 g) 중 하나를 300 ml의 물에 녹여 위 세척을 실시했던 tube를 통하여 주입한다. 이들은 흡수가 느려 osmotic action에 의해 위 내용물이 많아지고 이 결과 장이 자극된다(bulk stimulates peristalsis). 빠르면 30분에 효과가 시작되나 수 시간이 경과해야 하는 경우도 있다. Magnesium제를 사용할 경우 이들의 일부가 흡수되어 신장을 통하여 배설되며 이때 이뇨작용이 일어날 수 있음을 염두에 두어야 한다.

2. 보존적 치료(supportive Treatment)

1) 기도확보(maintenance of air way)

환자를 눕히고 고개를 뒤로 젖힌 다음 입을 벌려 입안에 있는 이물을 손가락이나 설합자로 깨끗이 제거한다.

2) 인공호흡(artificial respiration)

약제에 따라 호흡근 마비나 호흡중추 마비, 기타 기관지 수축이나 분비물 증가로 인해 위 세척 등의 처치보다도 선행하여 인공호흡이 필요한 경우가 있다. 장비가 없을 때는 mouth to mouth 호흡법이 도움이 된다.

3) 산소 공급

PaO_2가 60 mmHg 이하이거나 $PaCO_2$가 50 mmHg 이상이면 산소주입이 필요하다. 약물중독에서 특히 산소주입이 필요한 경우는 다음과 같다.

① 폐 부종, 폐렴
② 기도 폐색, 기도 과다 분비
③ 호흡근 마비
④ Hemoglobin기능의 이상(용혈, methemoglobinemia)
⑤ 쇼크, 저혈압, 심부전증

산소 주입 시에는 항상 O_2 toxicity 발생을 염두에 두어야 한다. 100% O_2를 사용할 때는 하루에 4번씩 1시간 가량 실내 공기로 대체해야 한다. Tent, face tent, mask 등 어떤 것을 사용할 수 있으나 주입 시에 기도 점막이 마르지 않도록 가습(humidify)해야 한다.

4) 수액 요법(Fluid Infusion)

많은 제초제들이 구토, 설사, 분비물 과다, 체내 수액 분포의 불균형 등을 초래하여 수액의 투여가 필요하나 폐부종이 있을 때에는 극히 조심하여야 한다. 그러나 paraquat 중독에서처럼 급성 신부전의 발생이 자주 오는 경우에는 소변양을 늘려 뇨중 paraquat 농도를 낮추고 배설을 촉진하기 위하여 가능한 범위 이내에서 수액 양을 늘려야 한다. 얼마나 많은 양을 얼마나 빨리 안전하게 주입할 수 있는지는 순환기 기능의 개인 차가 크기 때문에 한마디로 말 할 수는 없다. Paraquat 중독의 경우 특히 초기에 신 기능 손상이 자주 오기 때문에 각별한 주의가 필요하다. 혈중 creatinine 수치에 의존해서 신 기능 손상을 평가 하려고 하면 낭패를 보게 되는데 그 이유는 혈중 creatinine은 신 기능이 심각하게 감소한 경우에도 초기에는 아주 서서히 증가하기 때문이다. 따라서 주치의는 자주 폐 청진을 통하여 울혈이 오는지를 확인하는 것이 중요하다.

수액은 sodium, potassium, magnesium, bicarbonate등이 포괄적으로 함유된 balanced electrolyte solution이 좋으며 수액의 형태는 혈장의 보충을 위한 경우에는 isotonic solution을, 일반적으로는 성인의 경우 체표면적당 1500 ml/m^2의 hypotonic solution이 필요하다. 어느 경우이든 소변량이 증가하면 다소간에 potassium 손실이 동반된다는 점을 염두에 두어야 한다.

3. 제초제 중독환자의 혈액투석 치료

제초제 중독환자에서 혈액투석의 목적은 급성 신부전으로 요독증이 심할 때, 폐 울혈, 산 염기 불균형, 전해질 이상 등이 있을 때 적응이 되지만 이외에 약물의 체외 배설을 촉진하기 의한 방법으로도 고려될 수 있다. 요독증, 폐 울혈, 산염기이상, 전해질 이상의 경우 혈액 투석의 적응 증 및 술은 급, 만성 신부전 환자에 대한 투석과 차이가 없으며 본 난에서 자세한 기술은 생략하고 약물의 제거를 위한 투석치료에 관하여 기술하고자 한다.

농약중독환자에서 약물배설에 관련된 pharmacokinetic data를 얻기가 쉽지 않은데 그 이유는 일반적으로 약물의 음독시간 및 음독양의 정확한 산정이 불가능하고 혈중 농도와 중독증가 일치하지 않으며 신장이나 간장처럼 주요 배설기관이 처음부터 손상되는 경우가 많기 때문이다. 따라서 모든 약물중독의 치료에서 가능한 한 빨리 독극물을 체외로 배설시키는 것이 치료의 기본임을 고려할 때 혈액투석은 경우에 따라서 유용한 방법이 될 수 있다.

약물의 투석이 효과적으로 일어날 수 있는지에 영향을 미치는 인자는 대별하여 다음과 같이 dialysis-related factor 와 drug-related factor로 나눌 수 있다.

(1) Dialysis-related factor

① Dialyzer membrane characteristics
② Surface area
③ Blood and dialysat flow
④ Degree of ultrafiltration
⑤ Duration of dialysis

(2) Drug-related factor

① Size(M.W. 〈 500)
② Water solubility
③ Distribution volume
④ Rate of from tissue to blood
⑤ Protein binding

모든 제초제는 예외 없이 분자량이 150~400 사이 이기 때문에 그 크기만을 고려하면 혈액 투석으로 잘 제거될 수 있다. 그러나 distribution volume이 방대하여 수십 litter 이상인 경우에는 어떠한 형태의 투석도 한계를 갖게 된다. 또한 제초제 성분이 수용성(water solubility)이 낮거나 단백과 결합하는 경우에는 일반적인 투석(hemodialysis)에는 효과가 없다.

Dialysis의 종류에는 일반적인 혈액투석과 High-flux HD 혹은 hemoperfusion, 그리고 복막투석이 있으나 약물 제거목적으로는 High-flux HD 혹은 hemoperfusion이 사용될 수 있다. 대부분의 농약이 투석과 연관된 "Drug-related factor"에 대한 정보가 없어 투석의 유용성을 결정하기가 어렵다. 필자는 급성 중독의 경우 그 약제의 독성이 WHO 2급 이하일 때에는 High-flux HD 혹은 hemoperfusion을 이용한 투석을 선호하고 있다.

Hemoperfusion은 약물이 지용성이거나 단백과 결합하는 경우는 물론이고 분자량이 비교적 큰 경우에도 효과적으로 사용될 수 있다. Hemoperfusion은 혈액응고나 알러지 반응의 발생이 높아 신장내과 의사와 긴밀한 협조 하에서만 시행되어야 한다.

4. 치료 약물

1) 안정제(sedative)

많은 종류의 농약들이 경련을 일으킨다. Chlorinated hydrocarbon처럼 약물이 직접적으로 신경계통을 자극하는 경우에는 항 경련제의 투여가 선호되지만 organic phosphorus제 처럼 저산소증이 자주 오는 경우에는 조심해야 한다.

2) 각성제(stimulants)

쇼크가 동반되거나 신경계 억압, 호흡중추 억제 의 경우에 사용된다.

① Epinephrine(0.5 mg intramuscularly or subcutaneously),

② Dopamine(2.5 μg/kg/min),

③ Analeptics : Nikethamide(500 mg) intravenous

3) 진토제(antiemetic)

오심, 구토가 심한 경우 scopolamine, hydrobromide, antihistamine 등의 antiemetic를 사용할 수 있다. Barbiturate나 phenothiazine(25~50 mg every 4 hour) 등도 사용할 수 있는데 후자의 경우는 organic phosphorus환자에서는

사용하지 않아야 한다.

4) Steroid

부신 피질 호르몬은 약물중독 자체를 치유하는 작용은 없지만 다음의 경우에 사용될 수 있다.

① 쇼크가 심할 때
② 저 체온 상태
③ 폐 부종

5) 항생제

예방적으로 사용하는 것은 좋지 않다. 이차감염증이 있는 경우에 한하여 선별적으로 사용한다.

5. 제초제 중독환자의 간호

1) Vital sign의 감시

호흡, 맥박, 혈압, 체온, 의식 상태를 지속적으로 감시해야 한다. 특히 호흡부전이 갑자기 발생할 수 있으므로 이에 대한 대비를 해야 한다.

2) 의식불명환자의 기도관리

30분마다 기도 혹은 endotracheal tube를 suction해야 한다. 수시로 몸통을 굴려 욕창과 폐의 염증 발생을 예방한다.

3) 체온조절

체온(rectal temperature)이 29.5°C 이하로 내려가면 heating pad를 대주고 담요를 덮어서 몸을 따뜻하게 한다.

6. Antidotes

Detoxifying or Neutralizing Antidotes, Pharmacological antidote, Specific antidote 등으로 대별할 수 있다.

1) 제독 및 독성의 중화를 위한 약물(Detoxifying or Neutralizing Antidotes)

대개 흡수가 되지 않으며 독극물을 흡착하여 배설을 촉진하게 된다. 중독 초기에 사용되는게 보통이나 enterohepatic circulation을 하는 약물은 cholestyramine을 투여하여 대변으로 배출시킬 수 있다.

2) Activated Charcoal

독극물을 표면으로부터 흡수한다. Charcoal이 그 역할을 잘 하기 위해서는 우선 신선한 charcoal을 사용해야 한다. 포장이 안된 상태로 오래 보관된 경우에는 수증기가 포화상태로 흡수되어 효과가 감소한다.

약물에 따라 흡착되는 양이 다른데 mercury, strychnine, nicotine, arsenic, phosphorus, parathion-등이 특히 효과가 우수하다. 많은 독극물에 대해서 흡착 정도에 대한 연구가 없지만 의심이 되는 환자에서는 사용을 망설일 필요가 없다. 그러나 독극물의 antidote와 함께 구강 내 투여는 금기이다. pH의 변화는 이온화된 화학물질의 흡착 도에 영향을 미치는 인자로 독극물의 dissociation을 감소시키는 pH에서는 흡착은 항진된다. 불행히도 charcoal의 흡착력은 위액이나 장액에 노출되면 반감된다. 임상에서 charcoal의 적정 양을 추측하기는 쉽지 않으나 charcoal은 해가 없으므로 많은 양을 사용해도 무방하다. 실험동물을 대상으로 한 연구에서는 약제에 따라 다르나 4~6 gm 이상이 추천되고 있다.

3) Cholestyramine

농약 중에서 Cholestyramine이 치료에 도움이 되는 경우는 Chlordecone 에 의한 경우인데 우리나라에서는 이 계통의 농약이 사용되지 않는다.

4) Universal Antidote

Activated charcoal : magnesium oxide : tannic acid = 2 : 1 : 1 로 혼합되어 있다. Charcoal은 위에서 언급한 바와 같이 general adsorbent이고 magnesium oxide는 acid를 중화하면서 cathartic의 역할을 하며 tannic acid는 metal이나 alkaloid를 침착시킨다.

5) 항경련제

어떠한 형태의 경련도 방치하여서는 안된다. 그 이유는 경련 자체가 뇌 손상을 초래하기 때문이다. 경련이 심한 경우에는 신경과 전문의의 도움을 받아서 처방을 결정해야 한다. 항경련제중에서 barbiturate는 항 경련 작용 이외에 microtonal enzyme을 활성화 한다.

① Pentobarbital sodium : Short-acting barbiturate로 chlorinated hydrocarbon insecticide의 치료에 효과적이다. 50 mg/ml solution을 사용하며 혈관 내 주입은 어른에서 100 mg, 어린이의 경우 50 mg을 사용한다. 수분 내에 효과가 없으면 반복하여 주사할 수 있는데 총 양이 7 mg/kg of body weight를 넘지 않도록 한다.

② Phenobarbital : Long acting barbiturate로 sedation이나 enzyme induction을 위해 수일에서 수주 동안에 걸쳐 사용할 수 있다. liver enzyme induction을 위해서는 1 mg/kg/day이면 충분한 것으로 알려져 있다. 어떠한 경우에도 6 mg/kg of body weight를 넘지 않는 게 좋다.

③ Diazepam : 5~10 mg을 10~15분 간격으로 정맥주사 할 수 있다. 그러나 총량이 하루 30 mg을 초과하지 않는 것이 좋다.

④ Carbamazepine : 하루 800~1200 mg을 사용할 수 있다.

7. 급성 호흡 부전의 치료

약물중독에서 호흡부전은 흔히 접하는 문제로 특히 제초제 중독에서 호흡부전의 치료는 상식과 위배되는 측면이 있어 주의를 요한다. 예를 들면, paraquat 중독환자의 경우 치료를 포기 했을 때만 산소를 주입한다는 원칙이 있다. 실제로 PaO_2 가 60 → 50 mmHg까지 떨어졌다 해도 생존의 가능성이 엿보이면 저산소증을 교정하지 않는 것이 좋다. 이에 반하여 다른 제초제 중독의 경우 저산소 증은 초기에 적극적으로 교정하는 것이 중요하다. 이곳에서는 parquet 중독 환자 이외의 경우, 일반적으로 저 산소 증이 왔을 때 이를 교정하는 절차에 대하여서 간단하게 기술 하고자 한다. 급성호흡부전의 원인은 다음과 같이 구별할 수 있다.

① 기도 내 저항의 증가 : 경련, 분비물 증가, 이물질 흡인 등으로 인한 기도 폐쇄
② 폐 실질 손상에 따른 폐유순도 감소 : 흡인 성 폐렴, 급성 폐 손상, 섬유화
③ 심폐 혈관 장애 : 심인성 폐 부종, 폐전색증
④ 호흡 신경장애 : 호흡 중추신경, 호흡 말초신경 장애
⑤ 호흡근 마비 : 횡경막, 늑간 근육 장애

이를 기능적인 측면에서 구별하면 산소부전(oxygenation failure)과 환기부전(ventilation failure) 등으로 나눌 수 있다.

1) 산소부전(Oxygenation failure)

저산소증이 초래되는 병태생리적 기전은 다음과 같다.
① 환기-관류 불균형(Ventilation-perfusion mismatch)
② 우-좌 폐 단락(Right-Left intrapulmonary shunt)
③ 확산 능 저하(alveolar capillary membrane에서의 Diffusion 장애)
④ 폐포 저 환기(Alveolar hypoventilation)

- **Alveolar oxygen tension(PAO_2) = (PB-PH_2O)(FIO_2)-($PaCO_2$)/R**

PB = 대기압(760 mmHg at sea level)

PH_2O = 수증기 분압(47 mmHg)

FIO_2 = 흡기 내 산소분압

R = 호흡상수(폐에서 O_2 uptake 가 CO_2 elimination 보다 정상적으로 많아 교환율 이 0.8이 되지만 혈액투석 중이거나 섭취하는 음식의 성분상의 차나 열량 소모 정도에 따라 달라질 수 있다. 이때는 배출되는 가스를 직접 채취하여 직접 측정하는 것이 정확하다.

- **Alveolar-Arterial Oxygen Tension Difference : P(A-a)DO_2**

정상치는 15 mmHg 이하이나 고령에서는 30 mmHg까지 증가될 수 있으며 상기한 폐 환기-관류 부조화나 폐 확산 능력 저하 및 폐 단락에서는 이 수치가 증가하여 대기호흡 중에 이 값이 60 mmHg 이상이면 심각한 정도의 폐 단락이 존재하는 것을 의미하여 예후가 좋지 않다.

2) 환기 부전(Ventilation failure)

체내에서 형성된 이산화탄소가 적절히 배출하지 못하여 결과적으로 산혈증 및 저산소증이 초래되는 상태로 다음과 같은 원인이 있다.

① 호흡 사강(physiologic dead space)의 증가 : 폐 실질이 광범위하게 손상되어 상대적으로 관류가 환기에 비해 적어지거나 기능성 잔기 용량의 감소로 효율적인 폐포 환기가 이루어지지 못할 때 볼 수 있다.

② 분당환기량(Minute ventilation)의 감소 : 호흡 중추신경이나 혹은 호흡근의 장애 등에 의하여 발생되거나 효율적인 폐포 환기가 이루어지지 못할 때 볼 수 있다.

③ 조직에서의 이산화탄소 합성이 폐포 환기를 통한 배출량보다 많을 때 일부 이산화탄소의 증가를 볼 수 있으며 고열, 경련, agitation, irritability, fighting 등이 심할 때 볼 수 있다.

3) Oxygenation의 개선

(1) 산소 공급(FIO_2 증가)

● **Oxygen delivery system**

① Nasal Canula : ~ 6 L/min(FIO_2 25 to 40%)

② Simple Face Mask : ~ 15 L/min(FIO_2 35 to 70%)

- 배출된 이산화탄소를 wash-out하기 위해 5 L/min 이상 유지하여야 한다.
- 환자의 호흡노력에 의해 FIO_2가 변한다.

③ Ventimask : 환자에게 일정한 FIO_2를 공급할 수 있다.

④ Reservoir mask : Non-rebreathing type와 partial rebreathing type이 있다. 8~10 L/min 를 공급하여 FIO_2를 80~90%까지 증가시킬 수 있다.

⑤ Oxygen tent : 7~10 L/min을 공급하여 FIO_2를 60~80%까지 유지시킬 수 있다.

⑥ 기계호흡 : 원하는 양의 O_2를 공급할 수 있으며 호흡 일을 감소시킬 뿐 아니라 환기에 기여되는 평균 폐 용량을 늘릴 수 있어 결과적으로 O_2부전 및 환기부전의 효율적인 치료가 된다.

(2) Oxygen Delivery의 증가 및 Oxygen Consumption 감소

● **Oxygen delivery to the tissue**

호흡이 적절히 이루어져 산소공급이 충분하다 하여도 조직이 산소를 충분히 공급받기 위해서는 심 박출량을 포함한 혈액순환, 헤모글로빈의 양, 그리고 산소 해리 등이 적절해야 한다. 조직으로 운반되는 O_2의 양은 심박출량과 O_2 content(CaO_2)에 의해 결정되는데 이는 다음과 같이 계산할 수 있다.

$$CaO_2\ (ml/dl) = 1.36 \times Hb(g/dl) \times O_2\ saturation + PaO_2\ (mmHg) \times 0.003$$

O_2 delivery는 심박출량에 가장 크게 좌우되며 심박출량, 혈색소량 및 산소해리 정도들을 증가시키거나 적절히 유지하여 항진시킬 수 있다. O_2 consumption은 조직에서의 O_2 요구량의 증가 및 부적절한 감소를 초래한 기저질병의 해결이 중요하며 그 외에 체내대사량에 의해 결정될 수 있으므로 O_2 소모량을 증가시키는 발열, 경련, 오한, fighting, agitation 등을 조절하여 O_2 소모량을 감소시키므로써 조직의 저 산소 손상을 경감시킬 수 있다. O_2의 공급과 필요양 사이

의 균형이 잡혀있는지를 평가하는 방법은 각각 O_2 delivery 및 O_2 consumption의 측정을 통하여 할 수 있으나 간접적으로 proximal pulmonary artery에서 측정된 mixed venous O_2 tension(정상 : 35~40 mmHg), mixed venous O_2 saturation(정상 : 65~75%) 및 A-VD O_2 (정상 : 4~6 vol%)을 측정하거나 주요 장기의 적절한 관류여부(간 기능, 신 기능, 심 기능, 의식 상태 등)를 임상적으로 평가하여 가늠할 수 있다.

● **Airway care**

이물질 및 분비물 제거와 적절한 가습 및 편안한 목의 위치 등을 통하여 효율적인 가스의 흐름을 유지하기 위해 기도를 확보한다.

● **Endotracheal Intubation**

경험이 많은 의사에 의하여 시술되는 것이 원칙이다. 먼저 구강과 기도에서 분비물과 이물질을 깨끗이 제거한 다음 laryngoscope를 이용하여 endotracheal tube를 trachea에 삽입한다. Endotracheal tube는 internal lumen의 diameter에 따라 분류되는데 lumen의 diameter가 작을수록 air flow의 저항이 증가하므로 가능하면 큰 tube를(7.5~8.0 F) 사용하는 것이 좋다. Cuff를 팽창시키고 resuscitation bag(Ambu bag)으로 호흡을 시키면서 호흡음을 청진하여 즉각적으로 tube의 위치가 적절한지를 확인하고 흉부방사선촬영결과로 확인한다. 무균조작으로 분비물을 흡입한 후에 ventilator를 구동시킨다. 기계호흡기 구동의 최근 괄목할 만한 변화는 PEEP 적용의 유용성 및 permissive hypercapnea 개념의 등장이라 할 수 있다. 이는 기계호흡 구동으로 인한 최소한의 합병증 방지 및 최대한 효율적인 ventilation을 위함이다.

- FIO_2 : 〈 0.5. Balance against PEEP,
- Tidal volume : 6 ~ 8 ml/kg,
- Mode : AC,
- Rate : 10 ~ 15 breaths/minute.

경보장치, 가습기, 압력계기 등의 작동을 확인하고 약 5~10분 후에 Arterial

blood gas analysis(ABGA)를 실시한 다음 결과에 따라 다시 ventilator를 적절히 조절한다.

• **Tracheotomy**

장기적인 기계호흡이 필요하거나 air way care가 필요할 때, 특히 2주 이상 intubation이 필요할 때 경험이 있는 의사에 의하여 시행되어야 한다.

05 제초제 중독에서 mechanical ventilation

1. mechanical ventilation의 적응 증

서두에서 언급한 바와 같이 임상의사는 저산소증을 교정 할 것인지에 대한 결심에 앞서 저 산소 증 교정이 환자의 예후에 미치는 영향에 대하여 충분히 고려해야 한다. 저자의 경험으로는 paraquat 중독 환자의 경우에는 원칙적으로 저산소증을 교정하지 않는 것이 좋다. 저산소증이 40~50 mmHg까지 감소했던 환자도 특별한 합병증 없이 회복되는 경우가 있다. 이 경우 저산소증을 교정하기 위하여 FIO_2를 증가시키면 점차 저산소증이 교정 되지도 않을 뿐 아니라 임상 경과가 악화된다. 그러나 paraquat 중독 이외의 경우, 특히 중추신경계 손상으로 호흡 부전이 오는 경우에는 지체 없이 다음과 같은 요령으로 저산소증을 교정해야 한다.

1) Neuromuscular disorder

- Acute hypercapnea
- Inspiratory pressure more positive than - 20 cm H_2O,
- Vital capacity 〈 15 ml/kg,
- Respiratory rate 〉 30/min,
- Ratio of respiratory rate to tidal volume 〉 100

2) Air way obstruction

- Acute and progressive hypercapnea and/or hypoxia
- with inspiratory stridor, uncontrollable wheezing

3) Lung parenchymal disease

- ARDS
- pulmonary edema
- pneumonia
- Acute hypoxemic failure ;
- $Pa\ O_2 < 60$ mmHg with $FI\ O_2 > 0.55 \sim 0.6$ regardless of PEEP applied

4) Clinical instability

- progressive mental deterioration;
- stupor or coma state;
- poor gag reflex
- ineffective cough

2. Mode of mechanical ventilation

1) Assist/control mode

환자가 자기 호흡이 있으면 환자의 각 호흡은 자동적으로 인공호흡기를 작동시켜 설정된 tidal volume내에서 환자의 모든 호흡을 돕는다. 환자의 호흡이 없으면 설정된 호흡수로 기계가 작동한다. 호흡과다에 따른 respiratory alkalosis가 흔히 발생한다.

2) Intermittent mandatory ventilation

환자의 호흡은 인공호흡기를 작동시키지 않는다. 환자는 인공호흡기와 상관없이 자기호흡을 할 수 있으나 호흡 양이 적절치 못하면 인공호흡기는 환자의 호흡과는 별도로 미리 설정된 호흡수와 tidal volume으로 작동한다. 특히 SIMV mode는 respiratory alkalosis를 줄이고 인공호흡이 심장에 미치는 부담을 경감시킬 수 있으며 안정제나 근 이완제의 사용을 줄일 수 있다.

3) Pressure-controlled ventilation

tidal volume, inspiratory time, flow rate 등은 환자에 의해 결정되지만 air pressure는 호흡기에 의해 조절된다. 높은 기도 평균압 발생으로 급성 폐 손상이나 baro-trauma 발생 가능성이 많다고 간주될 때 시행할 수 있다.

4) Inverse ratio ventilation

흡기(Inspiration)와 호기(Expiration)의 비(I : E)가 정상 성인에서는 1 : 2 이지만 이를 1 : 1 이상 변형시키는 경우로 평균 기도내압의 상승을 유지시킬 수 있어 peak airway pressure를 감소시키며 non-aerated alveoli의 opening을 유지하여 alveolar ventilation을 개선시킬 수 있다. 결과적으로 PEEP 사용을 줄일 수 있다. Tidal volume, respiratory rate, FIO_2, PEEP, I : E ratio 등은 ABGA의 결과에 따라 조절되어야 한다. 근 이완제와 안정제를 적절히 사용하여야 한다.

3. Ventilator management

1) FIO_2

저산소증은 치명적인 조직 손상을 일으키는 반면 고 농도의 산소에 의한 독성은 짧은 시간 동안(24~48시간 이내)에는 잘 초래되지 않으므로 초기에는 충분한 FIO_2를 투여하여 산소포화 도를 충분히 유지할 수 있게 한 후 ABGA의 결과에 따라 경감시킨다. PaO_2 가 60 mmHg를 기준으로 삼아 FIO_2를 0.6 이하로 낮추도록 한다.

2) Rate and tidal volume

Minute ventilation은 tidal volume과 호흡수에 의해 결정된다. Minute ventilation은 pH가 적절히 유지되게 조절되어야 한다. 근래에는 dynamic hyperinflation 및 permissive hypercapnea 개념의 도입으로 pH를 7.30~7.25까지도 낮출 수 있다.

3) Positive end-expiratory pressure

mean lung volume 및 FRC를 개선하여 oxygenation을 촉진시키므로 높은 FIO_2의 유지로 초래되는 폐 손상을 막고자 쓰인다. 보통 3~5 cm H_2O씩 승압하여 가면서 산소포화도 및 혈 역학적 변화의 결과를 5분여 후 재평가하여 점차적으로 높여간다. 과도한 PEEP의 적용은 심박출량의 감소를 가져올 수 있으며 폐 환기-관류 부조화를 악화시킬 수 있다. 대개 20 cm H_2O 이상은 넘지 않게 한다.

4) Guideline for assessing withdrawal of mechanical ventilation

① 정신이 명료할 것

② PaO_2 〉 60 mmHg with an FIO_2 〈 0.4 and PEEP 〈 5 cm H_2O

③ Vital capacity 〉 10~15 ml/kg

④ Minute ventilation 〈 10 liters/min, respiratory rate 〈 25/min, F/Vt 〉100

⑤ Maximum voluntary ventilation이 minute ventilation의 두 배 이상

⑥ MIP가 -20 cm H_2O 이하일 것

⑦ Peak airway pressure 가 25 cm H_2O 이하로 유지될 것

5) Extubation procedure

① 평일 날 오전에 실시한다.

② 환자에게 충분히 설명한다.

③ 상체를 높인다.

④ Vital sign과 ABGA를 실시한다.

⑤ 산소공급 및 필요할 경우 reintubation 할 수 있는 기구를 점검한다.

⑥ 기도와 구강을 suction 한다.

⑦ Cuff를 완전히 수축시키고 관을 뺀 다음 high-humidity O_2를 준다.

⑧ 환자에게 심호흡과 기침을 하도록 한다.

⑨ 혈압, 호흡수, 심박수, ABGA를 측정한다.

⑩ 심각한 laryngospasm이나 hypoxia, hypercarpnia, acidosis 등이 오면 reintubation한다.

4. 제초제 음독환자의 생존에 영향을 미치는 인자

1) 음독 약물의 독성

음독환자의 생존율에 영향을 미치는 인자 중 약물의 독성이 가장 중요하다. WHO 3급 이상의 농약 중독환자가 종합병원에서 치료 중 사망하는 예는 거의 없다. 그러나 WHO 1~2급 약물을 음독하면 병원에서 치료를 해도 사망하는 경우가 있다. 우리나라에서 시판되는 농약 중에서 WHO 1~2급 범위에 속하는 제초제는 6종(organophosphorus 제 2종, thiocarbamates 2종, quaternary nitrogen compounds 1종, aryloxyalkanoic acid 1종) 이 있다.

2) 음독 약물의 양

같은 종류의 약이라면 음독 양에 따라 독성이 심해지는 것은 재론의 여지가 없다. 자살목적으로 음독하는 경우 1~3 모금 이내가 보통 인데 이는 원액이 혀나 구강에 닿는 순간 극심한 불쾌감이나 통증을 느끼기 때문이다. 사고로 음독할 가능성을 줄이기 위해 이들 농약에 거북한 냄새나 구별되는 색깔을 가하기도 한다. 우리나라에서 흔히 자살목적으로 선택되는 제초제 paraquat의 경우 원액은 무색, 무취이나 시판되는 제제는 견디기 어려운 냄새 및 푸른색이 포함되어 있다. 그러나 정신병이 있는 사람이나 취중에 음독하는 경우는 더 많은 양을 마시는 경향이 있다.

3) 의료시설

독극물 치료에 경험이 축적된 의료진이 있는 병원이 환자의 치료 성적이 좋음은 당연하다. 특히 각종 약물에 관한 정보를 쉽게 이용하는 것이 중요하다. 따라서 일차 의료기관에서는 응급처치 후에 상급 의료기관에 지체 없이 이송하는 것이 바람직하다.

4) 음독 전 환자의 건강상태

만성 병이 있거나 영양상태가 나쁜 경우에는 임상경과에 나쁜 영향을 미친다. 노인보다는 젊은 환자에서 예후가 좋으나 성별에 따른 차이점은 알려져 있지 않다.

5. 급성 제초제 중독환자 치료중 흔히 발생하는 합병증

1) 흡인성 폐렴

제초제 중독 환자는 흡인성 폐렴이 합병될 가능성이 높다. 그 이유는 대부분의 제초제에는 구토제(emetics) 혹은 자극적인 냄새(foul odor)가 첨가되기 때문이다. 또한 음주 중에 혹은 음식물 섭취 후 음독하는 경우가 많아 음독 후에 심하게 토한다. 간혹 정신이 명료하지 못한 상황에서 구토하게 되면 흡인성 폐렴이 초래된다. 이런 상황에서 환자의 협조가 잘 이루어지지 않는 상태로 위세척을 무리하게 진행하면 흡인성 폐렴이 더욱 잘 초래된다. 따라서 응급실에서부터 흡인성 폐렴의 가능성을 염두에 두고 세심한 주의를 하여야 하며 이미 흡인성 폐렴이 발생된 경우에는 기도 흡입(suction)을 시도하고 적절한 치료를 하여야 한다.

2) 세균 감염

급성 중독 환자들은 중환자실에서 요로 감염, 폐렴, 혈관 염 등 소위 hospital infection이 발생할 가능성이 있다. 예방하기 위하여 세심한 주의를 해야 한다.

3) 욕창

장기 입원환자의 경우 욕창이 합병되는 경우가 있다. 예방 및 치료는 일반 환자의 경우와 같다.

제 2 장

Photosystem I electron diversion

I. Paraquat(paraquat dichloride)

01 Paraquat의 화학적 특징 및 독성

- Common name : paraquat
- Chemical abstract name : 1,1' dimethyl-4,4' bipyridinium
- Mol. Wt : 257.2
- Solubility in water : 620 g/L(20°C)
- Acute oral LD_{50} : 157~129 mg/kg(rats), 30~58 mg/kg(guinea pigs)
- 작용기전 : 녹색식물의 광합성 반응[$6CO_2$ + $12H_2O$ + 빛 에너지 → $C_6H_{12}O_6$ + $6H_2O$ + $6O_2$] 중에 형성되는 산소를 유해산소(reactive oxygen species : ROS)로 변형 시켜 세포 벽과 원형질을 파괴하고 결국 식물을 소멸시킨다.

[상표] 그라목손, 그라목손인티온, 뉴속사포, 파라손골드

1. paraquat와 유해산소 생성

Paraquat에 의한 인체 독성은 유해산소에 의한 것이기 때문에 paraquat 중독증을 이해하기 위해서는 유해산소의 생성 소멸, 그리고 병태생리를 이해하는 것이 중요하다.

유해산소는 신문이나 방송 혹은 기타 자료들을 통하여 자주 거론되기 때문에 대부분의 사람들은 "유해산소"라는 단어에 어느 정도 친숙하다. 그러나 유해산소의 실체에 대해서는 의료인들 조차 막연하게 이해하고 있는 경우가 많다. 유해산소에 대한 오해 중 가장 빈번한 것은 아마도 유해산소가 항상 나쁠 것이라는 개념이다.

생리적으로 인간은 음식을 통하여 태양에서 비롯되는 에너지를 섭취하는데 미토콘드리아에서 ATP(adenosine triphosphate)를 형성하는 과정에서 일정양의 유해산소가 필연적으로 생성된다. 이렇게 형성된 유해산소의 대부분은 세포안에 풍부하게 존재하는 항 산화 효소(superoxide dismutase : SOD, catalase, glutathione peroxidase/reductase)에 의하여 처리된다. 최근에는 유해산소가 세포 밖으로부터의 자극을 세포 안으로 전달하는 소위 "signal transduction system"에서 신호 전달 매개 역할을 하는 것으로 알려져 있다.

그러나 유해산소의 양이 개체가 감당할 수 있는 범위를 넘어서면 질병을 유발한다. 현대의학에서 질병의 발생, 진행 과정에서 유해산소가 관여할 것으로 추정되는 질환으로는 노화현상(senile change), reperfusion injury(뇌 혈관질환, 허혈성 심장 질환), 동맥경화, 당뇨(합병증), 암, 감염(염증반응), 면역질환 등이 잘 알려져 있다.

급성 paraquat 중독환자에서 유해산소의 생성은 이들의 경우와는 큰 차이가 있는데 그 이유는 짧은 순간에 매우 많은 양의 유해산소가 형성되기 때문이다. 마치 재래식 무기와 핵무기의 차이처럼 paraquat 중독환자에서 유해산소의 생성은 생리적인 현상은 물론 다른 질환에서 형성되는 양과는 비교도 할 수 없다. Paraquat에 의한 유해산소 형성 과정을 만화로 도식하면 다음과 같다.

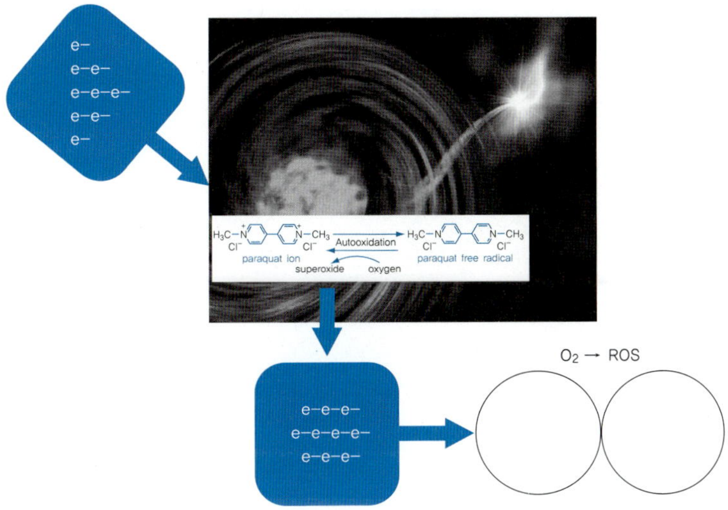

Figure 2-1. PQ is a black hole of electron. It snatches electrons with very strong power from around. But these electrons are emitted just once and O_2 captures these released electrons, generating ROS. O_2 come from photosynthesis in plants but in human body, ROS formation depends on the function of [pq] and tissue level of O_2.

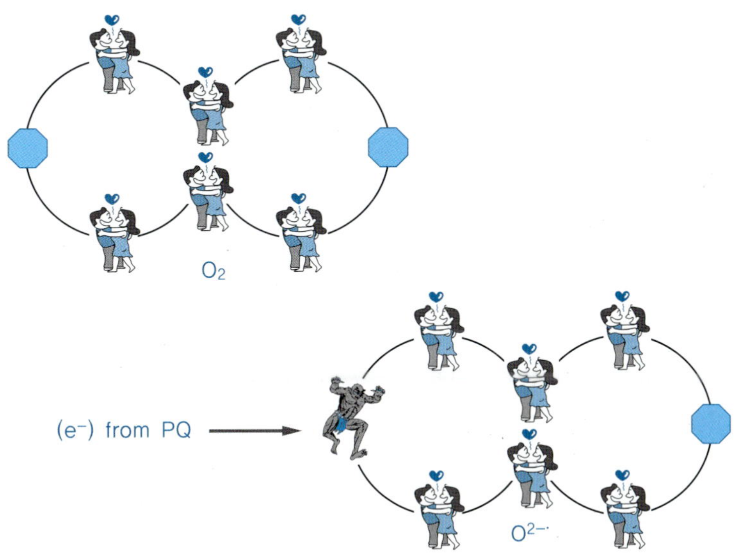

Figure 2-2. This cartoon shows ROS formation by paraquat. O_2 molecule has space for 8 electrons in the outer orbit, but only 6 electrons are there. That is, it has room for two more electrons. Some scientists believe, that is one of the reasons for the frequent ROS formation. Wandering electrons invade this empty room. Remember, these electrons are a vagabond and violator. The peaceful village of electrons collapse into a tension. He attack on the backside and snatch the married women. A fierce fight hides and seeks, escape and chase follows.

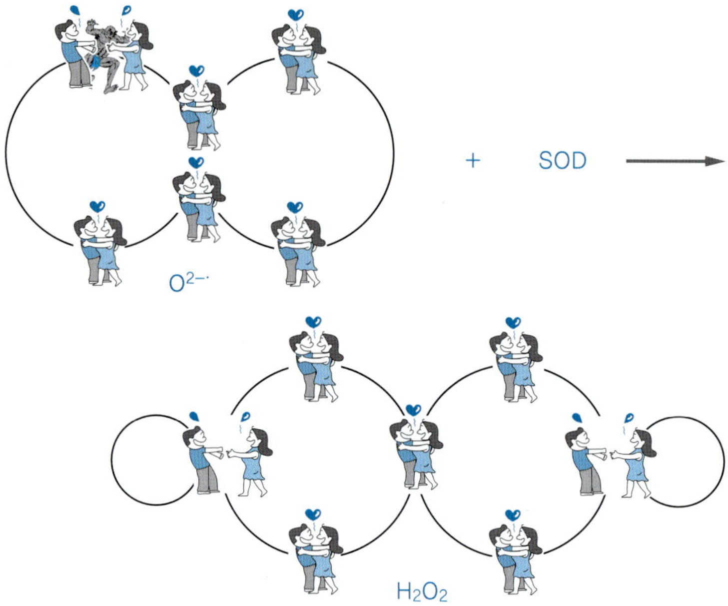

Figure 2-3. Superoxide dismutase (SOD) acts like a matchmaker. It fetches a spouse from neighboring village for the invaders, no electron remains single, and peace sets in

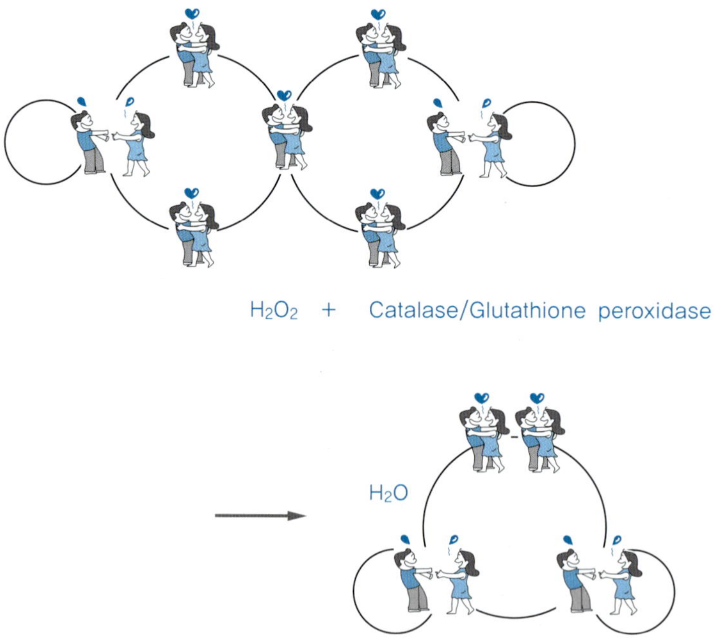

Figure 2-4. Role of catalase/glutathione peroxidase on H_2O_2 Catalase and glutathione peroxidase convert hydrogen peroxide to water, which is a more stable and comfortable substance. It is not a temporary cohabitation but an ever-lasting marriage

Paraquat에 의해 형성되는 유해산소의 양이superoxide dismutase(SOD), catalase, glutathione peroxidase 등 개체의 항 산화력(antioxidant capacity)을 초과하는 상황에서는 유해산소가 유해한 물질로써의 역할을 시작하게 된다.

2. 유해산소는 왜 나쁜가?

유해산소가 인체에 미치는 영향은 다음과 같이 요약할 수 있다.

- DNA damage
- Polydesaturated fatty acids oxidation(lipid peroxidation)
- Oxidation of aminoacid in proteins
- Enzyme inactivation(oxidation)

02 급성 paraquat 중독의 임상

1. 임상적 특징

- High Mortality
- Urgency
- Lung Injury
- Kidney Injury

1) Cause of high mortality

paraquat 중독 환자의 치사율이 높은 이유는 천문학적인 유해산소가 순간적으로 형성되기 때문이다. 다시 말하면 paraquat가 매우 우수한 유해산소 형성 물질이기 때문이다. 이점이 유해산소 관련 시험관 혹은 동물 실험에서 paraquat가 유해산소를 유발하기 위한 시약으로 흔히 사용되는 이유다.

2) Cause of urgency

급성 paraquat 중독 환자의 임상 경과는 매우 빨라서 심한 경우 한두 시간 이내에 사망에 이른다. 이처럼 중독 증세가 극적으로 진행되는 이유는 위장관 점막(barrier in intestinal mucosa)이 일찍 손상이 와서 위장관 내의 paraquat가 단순 확산(diffusion)으로 일시에 혈관 내로 들어가기 때문이다. 일반적으로 대부분의 약물은 구강 내 투여 후 서서히 증가하기 시작 하여 2~3시간 이후에 혈중 최고 농도(peak level)에 도달하지만 paraquat의 경우는 한 시간 혹은 한 시간 반 후면 최고 농도에 도달한다.

이렇게 빠른 속도로 혈중 농도가 증가함에 따라 paraquat와 친화력이 높은 장기의 농도도 빠른 시간 안에 증가하기 시작하는데 특히 폐(lung)의 농도는 여러 시간에 걸쳐 지속적으로 증가한다. 결과 조직학적 변화가 수시간 이내에 진행되며 폐포 혹은 폐 세포의 손상을 나타내는 표식자(ethane in exhaled breath, Plasma surfactant D)들이 초기에 상승한다.

3) Lung injury : why the lung is so vulnerable organ to PQ?

급성 paraquat 중독에서 폐 손상은 가장 자주 관찰되는 사망 원인이다. 따라서 폐 손상의 정도를 최소화하려는 노력이 치료의 성공 여부를 가늠하는 결정적 요소이다. 왜 급성 paraquat 중독환자가 폐 손상이 자주 오는가? 많은 학자들은 paraquat와 폐 세포(alveolar cell)의 친화력이 높은 것이 그 원인이라고 믿고 있다. 폐 세포 벽에 있는 diamine receptor와 paraquat 사이의 친화력이 높아 한번 결합한 paraquat는 잘 떨어지지 않고 지속적으로 축적하게 된다. 이런 이유로 **Figure 2-5**에서 보여주는 것처럼 paraquat의 혈중 농도가 감소한 이후에도 폐 조직내의 농도는 일정기간 지속적으로 증가하게 된다(**Figure 2-5**).

결과적으로 다른 장기보다 폐장이 더 자주, 더 심하게 손상 받게 된다. **Figure 2-6**은 paraquat 중독 실험 쥐에서 간과 신장 등 다른 조직은 정상이나 유독 폐만 염증세포 침윤이 심하고 조직손상이 심각한 것을 보여주고 있다(**Figure 2-6**).

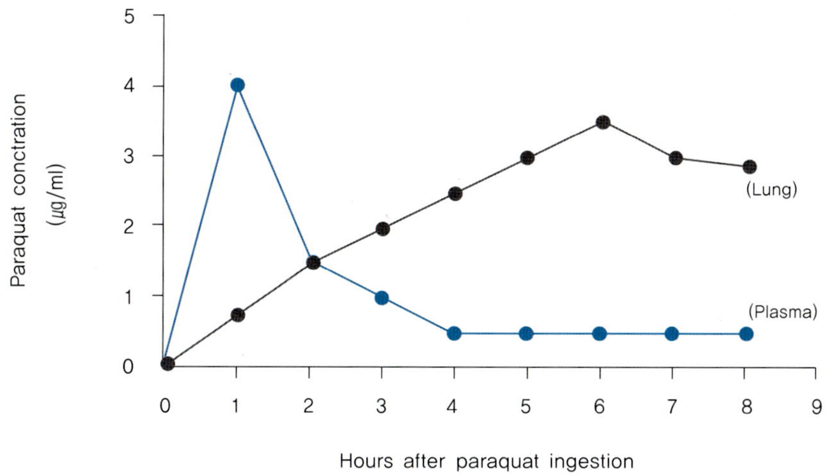

Figure 2-5. Sequential change of paraquat concentrations in both plasma and lung after paraquat ingestion.

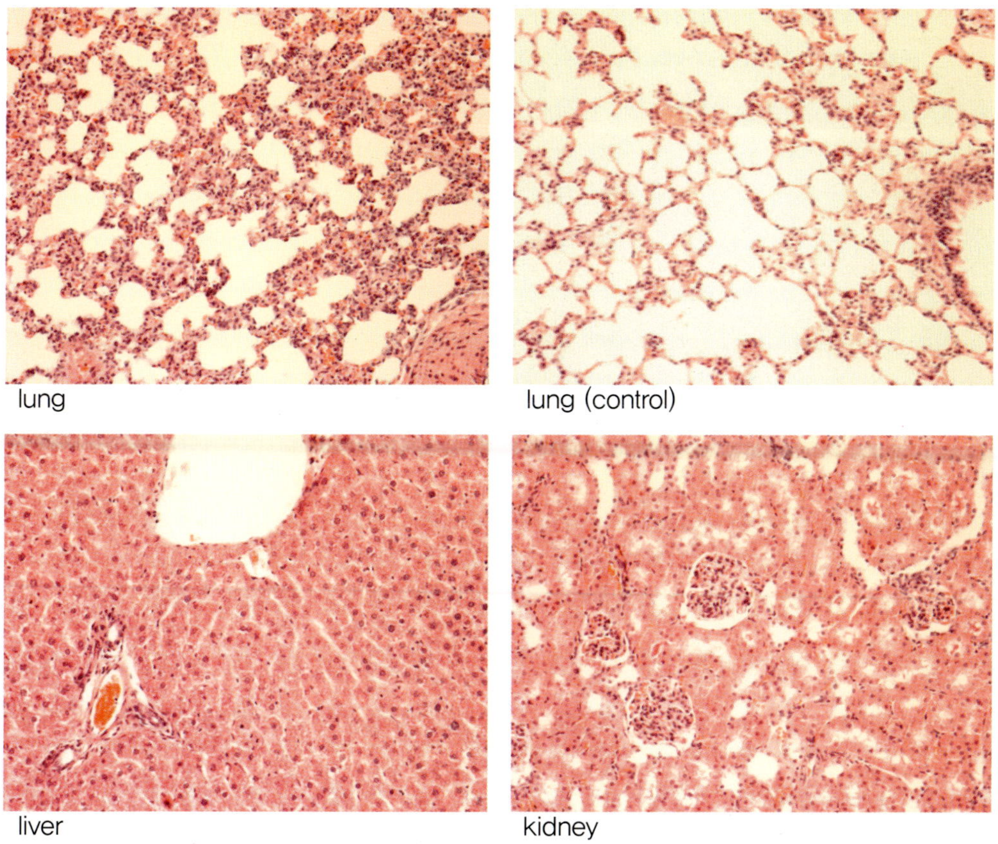

Figure 2-6. Inflammatory cell infiltration is observed in the lung, but neither liver nor kidney.

4) Kidney injury : why the Kidney is so vulnerable organ to PQ?

급성 paraquat 중독에서 신 기능 장애는 아주 흔하게 관찰되는 소견 중 하나이다.

신 손상은 매우 중요한데 그 이유는 대부분의 paraquat가 신장을 통하여 배설되어야 하기 때문이다. 사실 신 기능이 정상적으로 유지된다면 체외 배설을 위하여 혈액투석이나 혈액 관류를 시행하지 않아도 되는 경우가 많다. 그만큼 신장을 통하여 배설되는 양이 상대적으로 많기 때문이다. 이렇게 중요한 장기가 불행히도 기능 장애가 초래되는 경우가 많다. 위에서 언급한 바와 같이 신장이 paraquat를 배설하는 주 기관이기 때문이다. 더구나 구조적인 특성으로 인하여 신 세뇨관 세포들은 혈중 농도보다 더 높은 paraquat 농도에 노출된다. 그 이유는 신장이 paraquat를 여과(filtration)할 뿐 아니라 분비(secretion)도 하기 때문이다. 소위 fractional excretion이 1.0 이상이다. 이것이 급성 paraquat 중독에서 tubular necrosis가 자주 발생하는 원인이다.

5) 급성 paraquat 중독의 임상적 분류

급성 paraquat 중독 환자의 임상 상(clinical feature of acute PQ intoxication)은 음독 양에 따라서 다음과 같이 3군으로 나누어볼 수 있다.

- Sudden death group : 음독 후 5~8시간 이내에 사망하는 경우로 사망 원인은 대부분 cardiac arrest다. 원액(8% 혹은 20~23%)을 100 cc 이상 음독한 경우이다.
- Slowly progress to death group : 원액을 1~3모금(20~60 cc) 가량 음독한 환자들로 대부분 1~3주 사이에 사망한다. 사망원인은 예외 없이 호흡부전(respiratory failure)이며 급성 신부전(acute renal failure)이 동반되는 경우가 많다.
- Survivor group : 원액을 30 cc 이하로 음독한 경우로 생존하는 경우이다.

● 초기 일주일 이내에 관찰되는 임상 상

가장 흔한 것은 구강 내 점막 괴사이다. 극심한 통증을 동반하며 간혹 국소적 출혈이나 2차 감염이 혼합된다. 대부분 2~3주부터는 회복되기 시작하여 유동식을 먹을 수 있으나 경우에 따라서는 2~3개월이 걸리는 경우도 있다.

중독 증세가 심한 경우에는 호흡곤란을 호소하며 빈맥이 동반된다. 정신은 명료하나 간혹 안절부절못하는 경우가 있다.

● 일주일 이후에 관찰되는 임상 상

생존할 환자는 입안이 헐어서 오는 통증 이외에 특별한 증세를 보이지 않는다. 그러나 사망할 환자는 서서히 호흡 곤란이 심해진다. 맥박수가 증가하고 피부는 차고 습하다. 정신은 혼미해지고 몸을 뒤척이며 괴로워한다.

2. 급성 paraquat 중독의 진단

1) 이학적 소견

급성 paraquat 중독 환자에서 관찰될 수 있는 이학적 소견은 비 특이적이다.

흔히 그라목손 원액이 접촉되었던 신체의 일부가 녹색(green)으로 물드는 경우가 있는데 이는 paraquat를 원료로 그라목손 제초제를 만드는 과정에서 첨가한 색소일 뿐이다. 경우에 따라서는 제조 회사에서 색깔을 달리 할 수도 있기 때문에 비 특이적인 소견일 뿐이지만 간혹 입 주위, 손, 발, 의복 등에 묻어있는 색갈이 paraquat 음독의 단서가 되는 경우도 있다. 그라목손(paraquat) 특유의 자극적인 냄새도 진단에 도움이 되는데 구토 물이나 위 세척 액 혹은 환자의 입에서 나는 냄새는 마치 "석유에 부패한 생선을 담아놓은 것 같은" 불쾌한 냄새인데 이 또한 첨가물에 의한 것으로 원래 paraquat는 무색, 무취하다.

한두 모금을 음독한 경우에는 대부분 의식이 명료하며 시진, 촉진, 타진, 청진 소견에 특별한 이상을 발견할 수 없다. 그러나 세 모금 이상 많은 양을 음독한 경우에는 환자가 안 절 부절하거나 정신이 혼미해질 수 있으며 호흡곤란이나 부정맥 등이 초래될 수 있고 혈압이 떨어져 쇽 상태로 진행된다.

구강 내 점막 괴사는 원액을 입에 머금었던 경우에는 삼키지 않았어도 관찰되는데 음독 후 최소한 2~3일이 경과한 시점에야 육안적인 확인이 가능하다.

간혹 한 모금을 목 안 깊숙이 털어 넣는 경우에는 궤양이 겉에서는 안 보이는 경우가 있다. 그라목손 원액을 음료나 술 등으로 희석하는 경우에는 구강 내 괴사가 발생하지 않는다.

2) paraquat 검출

혈액 혹은 소변에서 paraquat를 검출하는 것은 paraquat 음독 여부를 확인할 수 있을 뿐 아니라 음독 양을 추정할 수 있기 때문에 매우 중요하다. 이 결과에 따라 치료의 방향을 결정할 수 있고 예후를 판정할 수 있기 때문에 응급실에서부터 신속하게 반복적으로 검사를 실시해야 한다. Paraquat를 측정하는 방법은 대별하여 비색법(chromogenic method)과 HPLC가 있다. 전자의 경우는 분석 예민도(assay sensitivity)가 1.0 μg/ml 인 반면 후자의 경우에는 0.01 μg/ml까지 측정이 가능하다. 둘 다 검체는 혈청, 혈장, 소변 등이 가능하다. HPLC의 경우 검사가 시간이 걸리므로 bed side 에서 1분 이내에 측정 결과를 확인할 수 있는 비색법이 현실적으로 유용한 검사이다.

- Dithionite test(method) : paraquat 검출을 위해 가장 흔히 사용되는 물질이다. 이는 paraquat와 결합하여 잉크 색으로 발색하는데 빛의 강도(strength)가 paraquat의 농도에 비례하기 때문에 정성분석은 물론이고 정량적인 정보까지 얻을 수 있게 된다. 이 반응에서 용액은 알칼리여야 하기 때문에 검체(소변 혹은 혈장)에 sodium bicarbonate를 첨가한다.
- Dithionite test 결과의 해석(interpretation) : Figure 2-7처럼 표준 paraquat 용액을 만들어두고 이를 참고로 하여 결과를 정량적으로 평가할 수 있다.

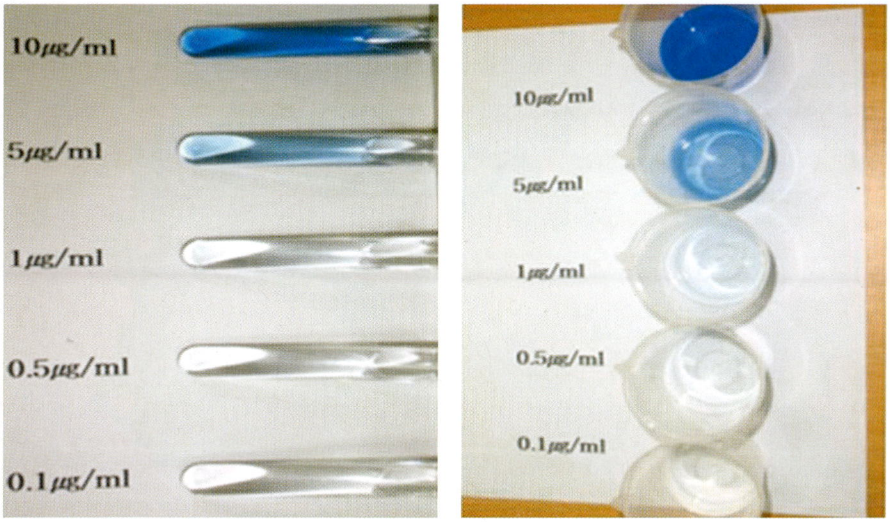

Figure 2-7. Dithionite reaction : 3+, 2+, 1+

3) Toxicokinetics of paraquat :

- mean distribution half-life (t 1/2 α) : 5 hrs
- mean elimination half-life (t 1/2 β) : 84 hrs
- distribution volume : 1.2 ~ 1.6 L/kg
- 3-compartment model best describes the distribution ;
  ① plasma,
  ② compartment with rapid uptake and removal such as kidney,
  ③ slow uptake compartment reaching a maximum about 4~5 hrs such as lung.
- PQ is very poorly metabolized, excreted intact in urine.
- There is no evidence of biotransformation.

음독 후 처음 수시간 동안에는 혈액투석 등의 처치가 없어도 plasma paraquat 및 요 중 paraquat 농도가 급격히 감소한다는 사실을 염두에 두어야 한다.

환자가 응급실에 도착하는 즉시 요관을 삽입하고 소변을 취하여 dithionite test를 하고 방광을 다 비운 다음에 방울방울 떨어지는 현재의 소변으로 다시 검사 하여 그 결과를 비교 분석하는 것이 도움이 된다. 음독 후 너무 일찍(1~2시간 이내) 검사를 하면 음성으로 나타나는 경우가 있다. 이런 경우에는 한 두 시간을 기다렸다가 다시 검사 해야 한다. 처음 소변에서 음성이 나왔으나 두 번째 소변에서 양성이 나온 경우에도 한두 시간 이후에 다시 검사하여 변동의 추이를 관찰하는 것이 좋다. 반대로 첫 소변에서는 양성이었으나 두 번째 소변에서 음성이거나 첫 소변보다 약한 양성이면 이는 상대적으로 음독 양이 많지 않았음을 시사한다.

음독 후 12시간이 경과한 이후에도 혈중에서 혹은 요 중에서 dithionite법으로 paraquat가 검출되면 예외 없이 환자는 사망하게 된다. 그 이유는 분석 예민도(assay sensitivity)가 1.0 μg/ml 정도이고 12시간 이후에 1.0 μg/ml 이상의 paraquat 농도일 경우에는 생존 확률이 10% 미만이기 때문이다.

- Plasma paraquat 농도의 해석(interpretation)

Plasma paraquat 농도는 중독의 정도를 나타내는 가장 좋은 임상적 표식자(clinical marker)임에는 재론의 여지가 없다. 일찍이 Proudfoot는 paraquat 농도가 음독 후 4, 6, 10, 16, 24시간 후에 각각 2.0, 0.6, 0.3, 0.16, 0.1 mg/L이하이면 생존할 가능성이 높다는 소위 "Proudfoot의 생존 곡선"을 발표하였다(Lancet. 1979). 이후 많은 학자들이 음독 후 일정 시간에 plasma paraquat 농도를 기준으로 생존의 가능성(probability)을 표시하고자 노력해왔다. 물론 이들의 곡선 혹은 가능성을 나타내는 지표들이 매우 유용한 것은 사실이나 환자를 직접 치료하는 임상의사에게는 유용성에 한계가 있다. 왜냐하면 이들 생존 곡선 아래에 있는 환자들이라 하여도 사망하는 경우가 많아 비록 plasma paraquat 농도를 안다 해도 생존 여부를 조기에 예측하는 것이 매우 어렵기 때문이다. 생존의 가능성을 %로 표시하기 위해서는 음독 후 경과 시간이 비슷한 많은 환자들을 대상으로 검토가 이루어져야 하나 실제 동일한 조건의 환자를 확보하는 것은 예나 지금이나 쉽지 않다. 다음으로 치료의 적극성, 효율성에 따른 임상 경과의 차이가 고려되지 않았다는 점이다. 즉 어떠한 치료를 해도 효과는 기대할 수 없다는 전재하에 작성된 것들이기 때문에 현재까지도 지난 날의 결과들이 그대로 적용될 수 있을지는 의문이다.

4) CBC(complete blood count)

백혈구(WBC) 증가가 특징적인 소견으로 이는 독립적인 위험인자(independent risk factor)이다. 특히 치사량을 음독한 경우에는 음독 후 1~2시간 이내에 백혈구 수가 15,000~20,000 mm^3 이상 증가하기 때문에 응급실에서 중독의 정도를 평가하는데 유용하다. Hemoglobin 수치와 hematocrit 수치도 증가하는 경우가 많다.

5) Blood chemistry

음독 후 12시간 이내에 실시한 검사에서는 특별한 이상을 발견하는 경우는 드물다. 신 기능 손상이 오는 경우에는 시간이 경과함에 따라 BUN, creatinine 등이 상승한다. 아래 임상 경과 검사란에서 다시 기술하겠지만 이들 신 기능과 연관된 검사들은 비록 신 기능 손상이 심각한 상태라 하여도 첫날에는 정상 범위에 머물게 되므로 각 장기 손상의 조기 표식 자(early marker)를 측정해야 하는 경우가 많다. 간 기능이 악화되는 경우는 드물다. Amylase, lipase의 상승을 자주 보게 되며 이들 역시 독립된 위험인자(independent risk factor)이다.

다만 이들 효소가 증가한다 하여도 임상 경과나 pancreas CT로 평가 할 때 전형적인 췌장염(pancreatitis)이 발생하는 경우는 없다.

6) Predictors of Survival after Acute Paraquat Poisoning.

급성 paraquat 중독환자에서 생존 예측 인자를 중요한 순서로 나열하면 다음과 같다.

① PQ in plasma and/or urine
② Renal function
③ Pancreatic function
④ Leukocytosis

7) Arterial blood gas analysis(ABGA)

급성 paraquat 중독에서 저 산소 증을 정확하게 측정하는 것은 매우 중요하다. 몇 가지 감별해야 하는 경우가 있지만 저산소증의 정도는 폐 손상을 반영하기 때문이다. 음독 후 처음 몇 시간은 PaO_2의 감소보다는 hyperventilation 소견인 $PaCO_2$의 감소가 먼저 관찰 된다. 여기서 주의해야 할 점은 검사결과의 재현성(reproducibility)이다. 동맥혈을 취하는 과정은 고도의 숙련이 필요하다. 실재로 저자의 경험으로는 ABGA의 assay variance가 의외로 높으며 검사 건수의 5% 정도는 재검을 하면 결과가 10~20% 이상 차이를 보인다.

섣부르게 한번 실시한 검사결과로 치료를 중단하면 환자가 퇴원 후 민간요법 등으로 치료하고 의사를 불신하는 경우가 있다. 결과가 임상적으로 맞지 않으면 재검을 통해서 확인해야 한다

8) 유해산소(reactive oxygen species, ROS) 측정

Paraquat 중독은 전형적인 유해산소 질환이기 때문에 임상 의사에게 유해산소에 의하여 유발되는 병태 생리를 관찰할 수 있는 기회를 제공한다고 할 수도 있다. 그러나 paraquat 중독 환자에서 형성되는 유해산소에 대해서는 다음과 같이 잘 모르는 점이 많다.

- 유해산소 생성에 대한 의문들
  - ① How soon?
  - ② How intensively?
  - ③ How long it last?
  - ④ How much amount of ROS result irreversible injury?

Paraquat 원액을 음독하여 급성 paraquat 중독이 발생했을 때 유해산소가 얼마나 빨리, 얼마나 강력하게 발생하여 얼마나 오래 지속되며 어느 정도 심할 때 회복 불능의 세포(조직) 손상이 오는지를 아는 것이 매우 중요하다. 그러나 아주 빨리, 많은 양의 유해산소가 발생할 것이라는 데에는 재론의 여지가 없으나 임상에서 이들을 직접적으로 측정하여 정량적으로 나타내는 것은 불가능하고

간접적인 방법으로 lipid peroxidation 대사물질들을 측정하여 ROS의 생성을 간접적으로 평가하는 방법이 이용되어 오고 있다.

이들 대사물 중에서 가장 흔히 사용되어 온 것이 malondialdehyde(MDA)이다. 이를 측정하는 방법은 다양하지만 MDA 가 thiobarbituric acid와 반응하여 발색하는 성질을 이용한다. 그러나 paraquat 중독 환자에서 ROS 형성을 평가하기 위한 방법으로는 적절치 않은데 그 이유는 MDA가 인체 안에서 매우 불안정하기 때문이다. **Figure 2-8**에서 보여주는 것처럼 급성 paraquat 중독 환자 60명을 대상으로 MDA를 반복적으로 측정하여본 결과 대상 환자의 58.3%는 MDA level 이 일관성 없이 오르내렸고 25% (*n*=15)에서는 지속적으로 감소하였으며 단지16.6% (*n*=10)에서만 MDA levels 이 지속적으로 상승하였다. 이는 혈중에서 MDA 의 대사가 활발하거나 반감기가 매우 짧다는 것을 의미한다. 따라서 MDA level은 급성 paraquat 중독 환자에서 ROS 형성을 양적으로 반영하지 않는 것으로 보인다.

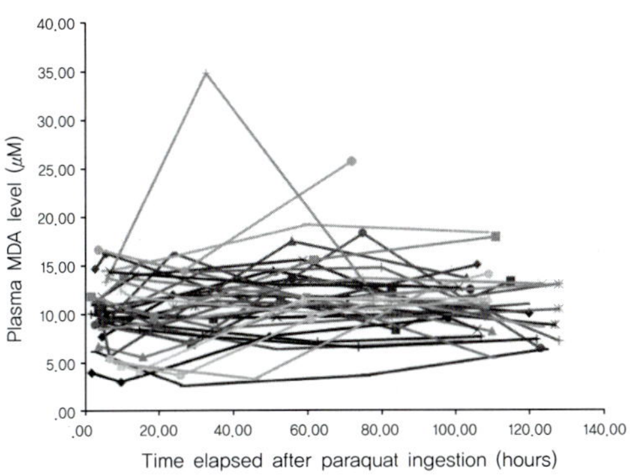

(A)

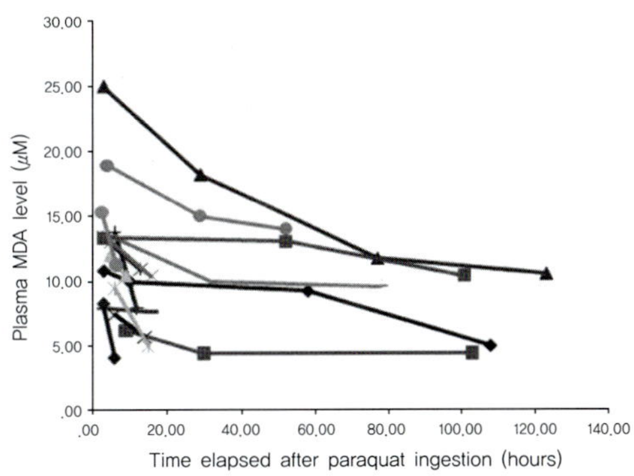

(B)

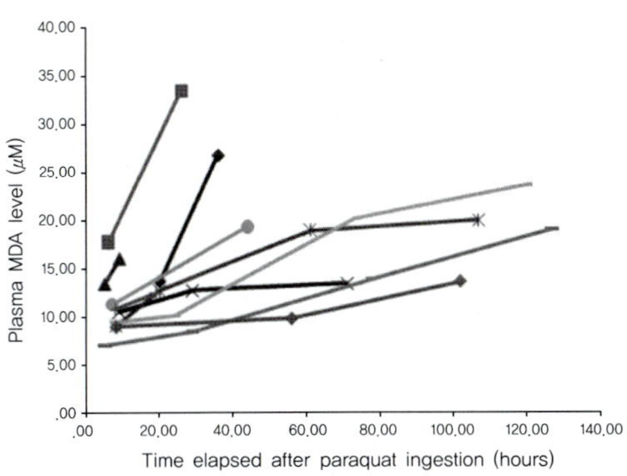

(C)

Figure 2-8. Among the patients whose MDA levels were measured sequentially, 58.3% of the patients (A. 35 out of 60) showed fluctuating MDA levels, 25% (B. *n*=15) showed steady decreases in MDA levels, with only 16.6% (C. *n*=10) showing steady increases in MDA levels during the observation period. These findings imply the presence of active MDA metabolism and/or that the half-life of MDA is very short in the human body.

이에 반하여 lipid peroxidation의 중간 대사물(reactive oxygen metabolites : free radical-derived compounds)은 paraquat 중독환자의 serum 안에 형성된 유해산소를 비교적 재현성 있게 반영한다. 즉 alkoxyl(RO•) 혹은 peroxyl(ROO•) radicals을 측정함으로써 검체 안에 존재하는 ROS의 결과물인 ROOH를 간접적으로 측정하는 방법이다. 현재 시중에는 비교적 간단하게 측정할 수 있는 시약 및 기구들이 시판되고 있다.

9) 폐 손상의 평가(Evaluation of paraquat induced lung injury)

급성 paraquat 중독에서 폐 손상의 유 무를 평가하는 것은 아주 중요하다. 그 이유는 폐 손상의 정도로 paraquat 중독의 정도를 평가 할 수 있을 뿐 아니라 치료의 성공 여부를 가늠할 수 있는 결정적인 단서를 제공하기 때문이다. 폐 손상의 정도를 평가하는데 가장 유용하고 효율적인 검사는 High Resolution Computer Tomography(HRCT) 폐 사진이다. 특징적인 소견은 **Figure 2-9.** 1)에서와 같이 sub-pleural area에 연하여 나타나는 ground glass opacity(GGO).

이런 병변은 언제쯤 나타나서 언제까지 진행되는가?

음독 후 7일 정도는 경과해야 충분하게 진행된 GGO(fully developed lung lesion)를 관찰 할 수 있다. 물론 조직학적(pathology) 소견으로는 초기 2~3일부터 섬유화가 관찰 되지만 **Figure 2-9.** 2) HRCT 상에서 초기 1~2주 동안의 주된 소견은 GGO이다. 단순 흉부 X-선 검사로는 GGO가 잘 식별되지 않는다.

GGO 병변은 2~3주 후부터는 섬유화(fibrosis)로 대체되기 시작한다. GGO는 대부분 fibrosis 로 대체되지만 드물게 fibrosis로 변하지 않고 소실되는 경우도 있다(**Figure 2-10**).

초기 폐 손상의 범위가 어느 정도 이상이면 회복될 수 없나?

음독 7일 후에 측정한 HRCT에서 lung volume의 50% 이상이 GGO를 보이면 예외 없이 사망하게 된다. 이런 환자들은 사망 시점에서 GGO 범위가 더 확대된다(**Figure 2-11**).

1) HRCT obtained at least 7 days is the best.

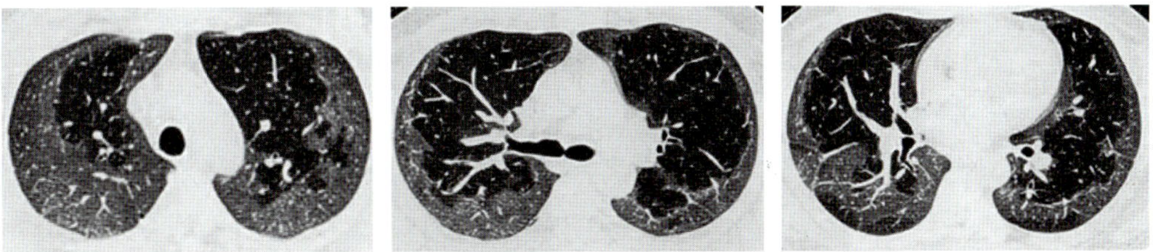

2) Early fibrosis and inflammatory cell infiltration are other characteristic.

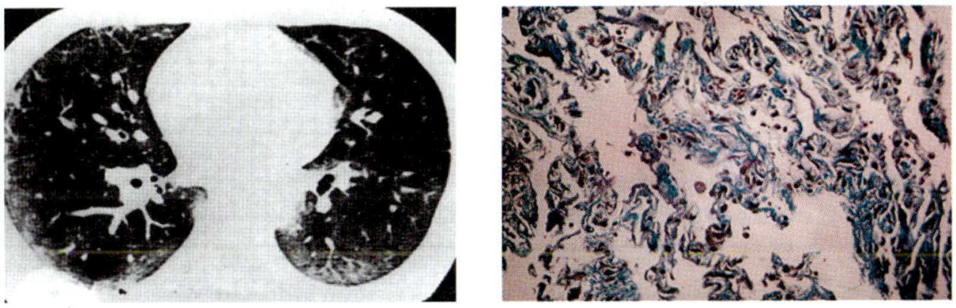

- Radiology 1995; 195 : 271-274

Figure 2-9. HRCT obtained 2 days after ingestion has ground glass appearance, especially at the sub- pleural area. This patient died 2 days later. On a necropsy of the lung, we can see inflammatory cell infiltration and advanced fibrosis

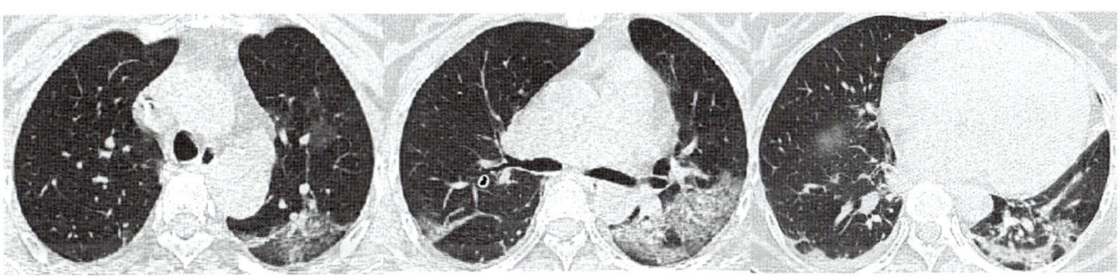

Post ingestion 7 days, PaO_2 81.1 mmHg

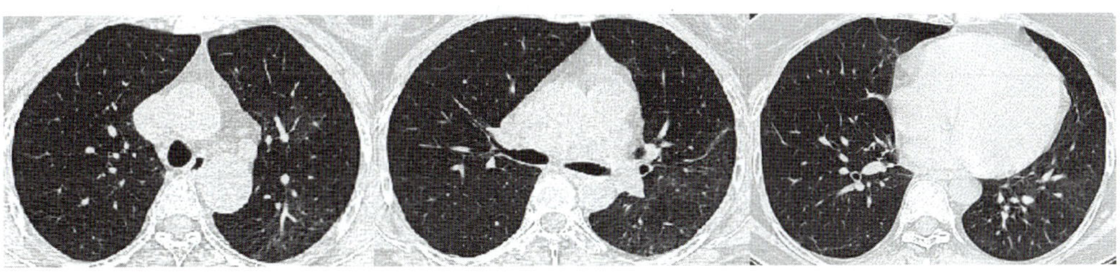

Post ingestion 107 days, PaO_2 100 mmHg

Figure 2-10. Note that the consolidation of lungs disappeared 107 days after paraquat ingestion.

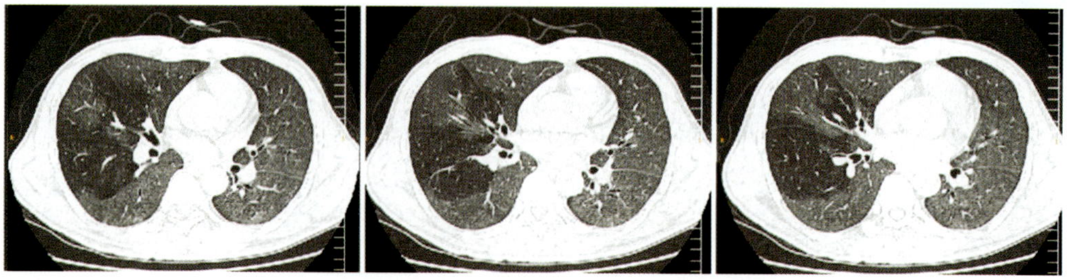

7 days after injection. PaO_2 : 76.0 mmHg

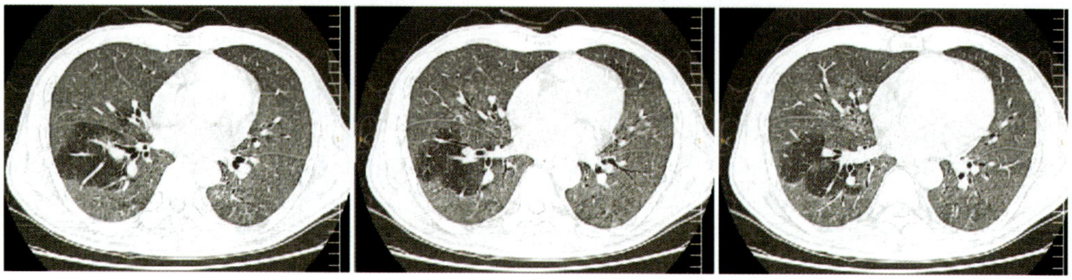

14 days after injection. PaO_2 : 53.4 mmHg

Figure 2-11. The volume of GGO of more than 50% of the entire lung is always fatal. -SY Hong KJMS, 2009

10) 신 손상의 평가

급성 paraquat 중독 환자에서 신 손상의 평가는 어떻게 해야 하나?

일반적으로 급성으로 진행되는 신 손상을 평가하는 방법은 소변검사를 통하여 단백뇨, 혈구, cast 등을 검출하는 것이다. 그러나 급성 paraquat에 의한 신 손상 초기에는 이들의 이상 소견을 보이는 경우는 드물다. 혈중 creatinine은 우리가 알고 있는 것처럼 초기에는 비록 신 기능이 심각하게 손상되어도 혈중에서 증가하는 속도는 느리다.

Creatinine clearance를 이용한 신사구체 여과율의 측정도 혈중 creatinine 농도가 일정할 때만 의미가 있기 때문에 신 부전이 진행되는 과정에서는 적절한 방법이 될 수 없다. 따라서 신 손상을 조기에 반영할 수 있는 소위 "early marker"가 새롭게 관심을 끌고 있다(Clinical Toxicology 2009, 47, 870~875). 이들은 "early detection of AKI as prognostic indicators"로 그 가치가 인정되며 특히 kidney injury molecule-1(KIM-1)과 neutrophil gelatinase-associated lipocalin(NGAL)이 보편적으로 사용되고 있다.

NGAL as a early biomarker of AKI

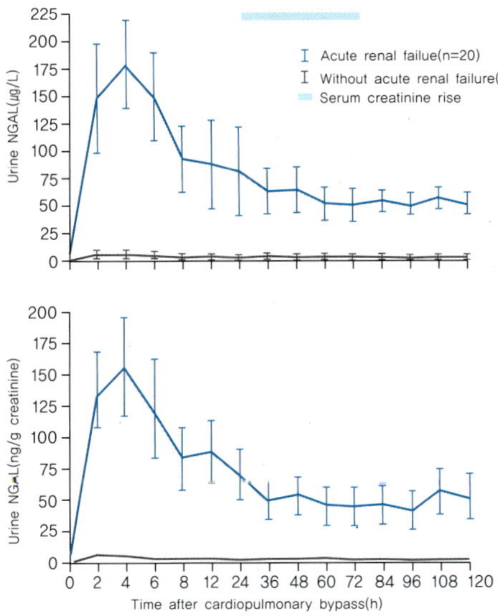

NGAL as a biomarker of AKI after cardiac surgery.
Lancet 2005;365:1231–38

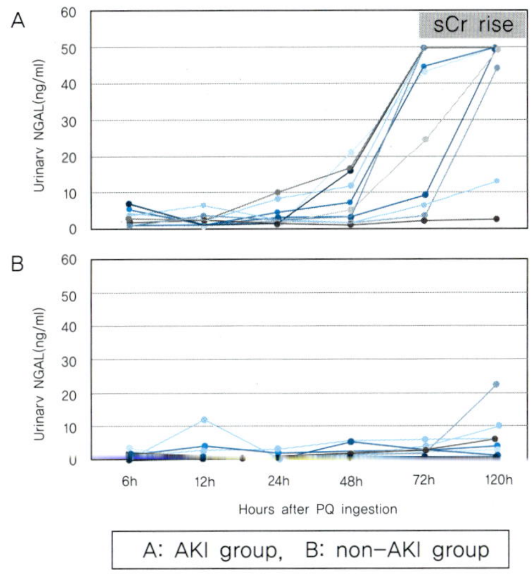

NGAL in PQ induced AKI

Figure 2-12. NGAL (neutrophil gelatinase associated lipocalin) is a new early marker for acute kidney injury. NGAL levels rise within 2 hours after injury and has been used to assess patients after cardiac surgery, renal transplantation and procedures involving the use of intravenous injection of contrast media.
Note that it is 24–48 hours that the NGAL rise in ARF patients with acute PQ intoxication.

Figure 2-12에서 보는 것처럼 coronary artery disease 시술 후에 발생하는 신 손상의 경우 이들 early marker 가 2~3시간 이내에 증가하는데 반하여 paraquat 중독환자에서 발생하는 신 손상의 경우 음독 후 24시간이 경과한 이후에 증가 하는 것을 알 수 있다. 이 기간은 임상의사에게 환자의 생명을 구할 수 있는 절호의 기회인 셈이다.

3. 급성 paraquat 중독의 치료(Treatment principal of acute PQ intoxication)

지난 30여 년간 급성 paraquat 중독의 치료 방법으로 여러 가지가 거론되어 왔으며 그 내용을 요약하면 다음과 같다.

1) Traditional treatment

① Prevention of adsorption from the GI tract
② Removal from the Blood stream
③ Free radical scavenging
④ Anti-inflammatory drugs, non-specific
⑤ Drugs on Horizon : (specific anti-inflammatory, anti-apoptosis/necrosis)

유감스럽게도 그 어떠한 방법도 효과가 객관적으로 확인된 바가 없으며 생사 여부는 음독 양에 따라서 이미 결정된다고 믿어 왔다. 다시 말해서 살 환자는 특별한 치료를 하지 않아도 살게 되며 사망할 환자는 어떠한 치료를 해도 사망 한다는 것이 의료계의 통설이었다. 그러나 필자는 급성 paraquat 중독 환자 중에서 치료를 적극적으로 하면 임상 경과가 달라질 수 있는 subgroup 이 있다고 믿고 있다.

2) 새로운 치료 원칙(new therapeutic strategy)

- Early initiation is a most in treatment modality :
- Renal protection is the corner stone of the early treatment.

① Extracorporeal elimination
② Antioxidants, intravenous
③ Diuresis with fluid, mannitol
④ Cytotoxic drugs

3) 급성 paraquat 중독환자에서 치료 대상
(Who is the treatable patient with acute paraquat intoxication?)

윤리적인 측면에서는 죽음을 앞둔 모든 환자에게 할 수 있는 최선을 다해야 도리이겠으나 우리의 능력 밖에 있는 환자를 선별 할 수 있다면 무모한 치료를 피할 수 있을 것이다. 현실적으로 치료의 대상이 되는 환자를 어떻게 선별 할 수 있을까?

그 답은 역시 plasma paraquat 농도를 기준으로 찾을 수밖에 없다. 그러나 이 방법은 현실적으로 실용적이지 못한 경우가 있다.

필자가 최근에 진료한 환자 375명을 대상으로 하여 생존자들의 가장 높았던 paraquat 농도를 조사해본 결과 음독 후 시간대별 농도는 : 1.79 μg/ml at 1 hr, 6.04 μg/ml at 2 hr, 3.96 μg/ml at 3 hr, 3.80 μg/ml at 5 hr, 1.98 μg/ml at 8 hr, and 0.55 μg/ml at 12 hr이었다. 다시 말하면 이 이상의 paraquat 농도에서는 모든 사람이 예외 없이 사망하였다.

같은 요령으로 사망한 환자들 중 시간대별로 가장 낮은 paraquat 농도를 조사해본 결과 0.77 μg/ml at 2 hr, 1.28 μg/ml at 4 hr, 0.25 μg/ml at 7 hr, 0.48 μg/ml at 12 hr이었다(Figure 2-13 A). 생존자들의 상한선과 사망자들의 하한선을 기준으로 하여 생존자들의 상한선 위를 "dead zone", 두 선의 사이를 -gray zone", "사망자들의 하한선 아래를 - safe zone"이라고 나누어 볼 수 있다(Figure 2-13 B).

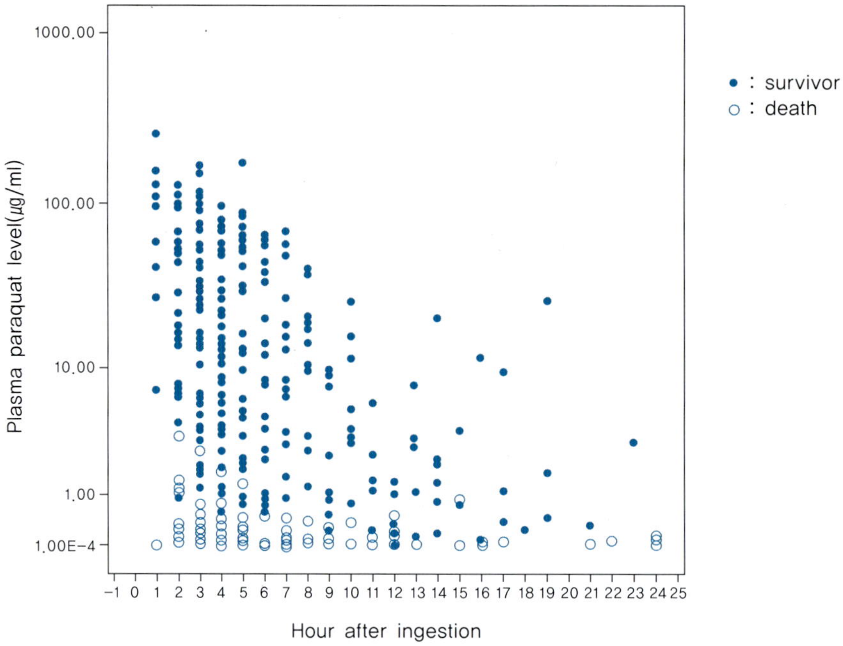

Figure 2-13. A Plasma paraquat levels of the survivors and non-survivors

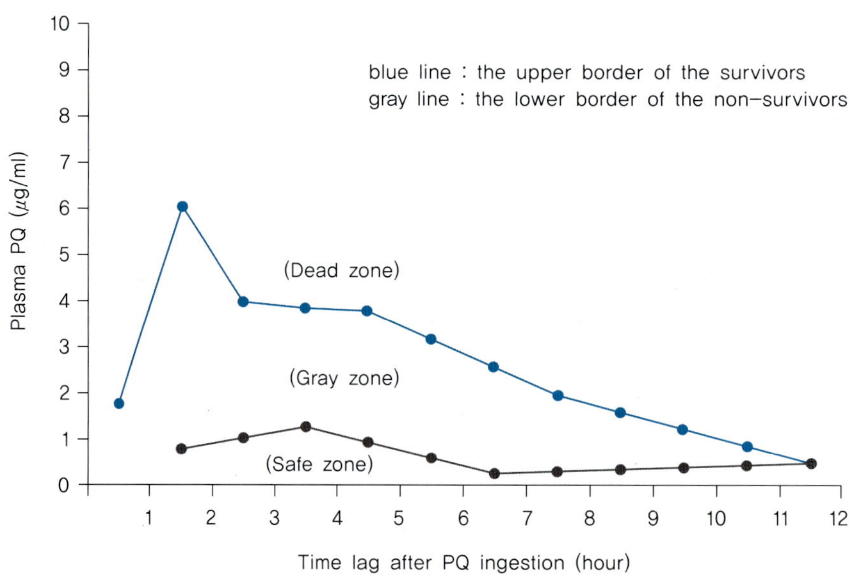

Figure 2-13. B The boundary of the gray zone

이론적으로는 dead zone과 safe zone에 있는 사람은 치료할 필요가 없다. 새로운 치료방법이 도입되지 않는 한 dead zone에 있는 사람은 다 사망할 것이고 safe zone에 있는 사람들은 치료를 안 해도 사망하지 않을 것이기 때문이다. 그러나 gray zone에 있는 사람들은 적극적인 치료의 대상이다. 이들은 paraquat 농도가 비슷하면서도 어떤 사람은 생존하고 어떤 사람은 사망하기 때문이다.

4) Prevention of adsorption from the GI tract

위 세척은 매우 중요하지만 실제로는 효과적으로 시술되지 않는 경우가 많다. 사망률이 50%가 넘는 paraquat 중독 환자의 경우 초기에 적절한 위 세척이야말로 가장 효과적인 치료이다. 효과적으로 위 세척을 하기 위해서는 위장 연동운동(peristalsis)을 떨어뜨려야 한다. 그렇지 않고 수액을 위장 내로 주입시키면 많은 위 내용물이 장으로 흘러내리기 때문이다. 가능하면 anticholinergics를 주사한 다음 위 내시경을 삽입하여 직접 보면서 위 내용물을 흡입해내는 것이 바람직한 방법이다. 물론 음독 후 2~3시간이 경과하면 이미 장으로 흘러내린 이후이기 때문에 위 세척의 효과를 기대할 수 없다.

흙 속에 있는 silica 성분이 paraquat의 유해산소관련 활성을 차단하기 때문에 조기에 하제(mannitol)와 함께 먹이면 효과를 기대할 수 있다. Fuller's earth는 진흙을 구어서 가루로 만든 것으로 최근에는 공급이 되지 않고 있다. 필요한 경우 깨끗한 흙을 물에 타서 먹이면 같은 효과를 기대할 수 있다. 이 외에 activated chacoal 을 사용할 수도 있다.

5) Removal from the Blood stream.

Paraquat 중독의 예후는 paraquat의 혈중 농도에 비례하기 때문에 혈중 농도를 빠른 시간 안에 낮춰야 한다. Paraquat는 인체에서 대사되지 않고 대부분 신장을 통하여 배설되는데 다행히 신장을 통한 배설이 다음과 같이 아주 활발하다.

- Elimination of PQ from the body is via the kidneys.

  ① The renal clearance of PQ is greater than that of creatinine.

② The kidney actively secretes PQ.

③ Renal tubular secretion is inhibited by N-methylnicotinamide,

- suggesting that it is secreted via a cationic transport system.

④ The fractional excretion of PQ :

* 2.1 at 0.4 nmol/ml
* 1.2 at 2.1 nmol/ml

따라서 초기에 신 손상이 초래되지 않도록 최선을 다 하는 것이 무엇보다도 중요하다. 이를 위해서는 paraquat 중독환자에서 발생하는 신 손상에 대한 이해가 필요하다.

급성 paraquat 중독 환자에서 paraquat 원액의 음독 양 혹은 paraquat 혈중 농도가 높을수록 급성 신부전의 발생은 증가한다. Paraquat 중독을 치료하기 위하여 입원한 환자 중에서 급성 신부전이 발생하는 경우는 대략 30% 이고 이들의 혈중 paraquat 농도는 2.59 ± 4.41 μg/ml 인 반면 급성 신부전이 발생하지 않은 환자들의 평균 농도는 0.13 ± 0.11 μg/ml 이다(Nephrol Dial Transplant(2009) 24 : 1226-1232).

급성 paraquat 중독환자에서 급성 신부전이 발생하는 이유 역시 유해산소에 의한 신 손상(renal injury)으로 보며 특히 세뇨관 내피세포(tubular epithelial cells)의 손상이 주요 병변이다.

다행스러운 점은 급성 신기능 장애는 환자가 생존하는 경우 예외 없이 회복된다는 점과 paraquat 음독 후 신부전이 발생하는 시간 간격이 비교적 길다는 점이다. 이 기간 동안 신 손상 예방을 위해 최선을 다해야 한다. 어떠한 형태의 혈액 투석(혈액투석, 혈액관류)도 신장을 통한 paraquat 배설에는 미치지 못하기 때문이다.

High renal clearance compared to HD or HP clearance.

	Kidney	HD/HP
The fractional excretion of PQ	〉1	〈1
Blood flow(ml/min)	1,000	250~300
Working hours(hr/day)	24	4~5
Relative efficacy	30	1

아무리 효율이 증가한다 해도 체외 여과율은 100% 미만이다. 또한 투석기를 통과하는 혈류는 250~300 ml/min을 초과하기 어려우며 투석은 보통 4~5시간 이상 유지하기가 어렵다. 이들을 종합해볼 때 신장기능이 정상범위를 유지하는 한 체외배설 요법보다 수십 배 더 효과적이다. 이것이 혈액투석보다 신기능 보호에 더욱 노력해야 하는 이유이다.

6) Renal protection is the corner stone of the treatment.

- 신기능 보호를 위해 구체적으로 무엇을 해야 하나?

① Early therapy : First several hours is the golden period of renal protection.

② Extracorporeal elimination

③ Antioxidants, intravenous

④ Diuresis with fluid, mannitol

⑤ Cytotoxic drugs

7) 체외배설 요법

(1) Comparison of PQ reduction rate between HD and HP

체외배설 요법은 대별하여 혈액 투석(hemodialysis)과 혈액 관류(hemoperfusion)가 있다.

Figure 2-14에서 보여주는 바와 같이 둘 다 효과적으로 paraquat를 제거하는 효과가 우수하다. 그러나 처음 3시간 동안은 혈액관류가 더 효율적이다. 만일 혈액관류를 지속하고자 하는 경우에는 3시간 이후에는 투석기(hemosorba)를 새것으로 교체해야 한다.

만일 혈액관류가 불가한 의료시설에서는 혈액투석을 대신 시행해도 무방하다.

그러나 다른 형태의 혈액 투석(diafiltration 등)을 시도할 필요는 없다. 왜냐하면 보편적인 혈액투석으로도 제거율이 70~80% 이기 때문이며 혈액관류로 90% 가량 제거 되기 때문이다. 신장을 통하여 배설되는 양을 고려할 때 투석의 제거율을 1~2% 증가시키는 것은 무의미하기 때문이다.

Comparison of PQ reduction rate between HD and HP

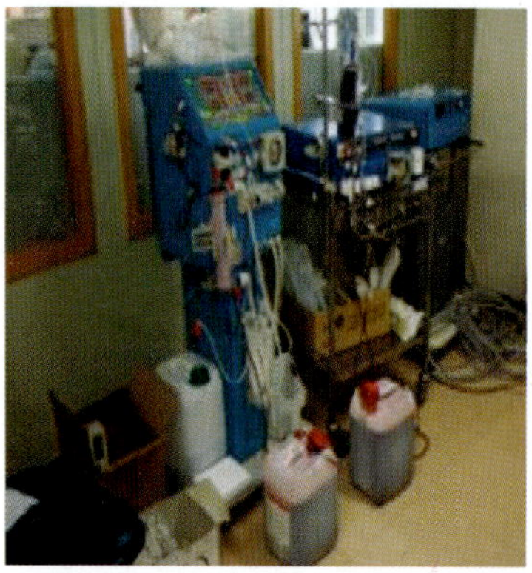

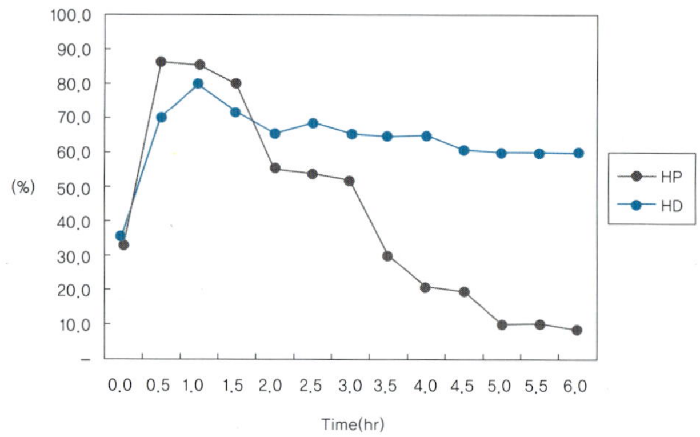

Figure 2-14. Rate of reduction of plasma PQ concentration after HD and HP. The HP clearance was higher than that of HD in the first 90 min, but thereafter was lower. The slope of the decrease was greater in HP than in HD. The reduction rate at the end of dialysis was about one-tenth of the peak level(0.5~1 hour) in HP, while still about 75% in HD.

(2) 급성 paraquat 중독 환자에서 혈액관류

지금까지 급성 paraquat 중독 환자에서 혈액 관류 혹은 혈액 투석의 효과를 보고한 연구자는 없다. 그 이유는 위에서 언급한 바와 같이 paraquat가 신장을 통한 배설이 너무 우수하기 때문으로 보인다. 그러나 paraquat 음독 양이 많고 혈중 농도가 높을 것으로 기대되는 환자에서는 가능한 데로 빨리 혈액 관류를 실시하여 혈중 농도를 감소시키는 것이 매우 중요하다. **Figure 2-15**에 도식한 바와 같이 혈중 paraquat 농도가 5.3 μg/ml 이상인 상태에서는 신장을 통한 배설이 혈액관류를 통한 배설보다 적어지는 임계 치가 된다.

Comparison of PQ elimination between kidney and HP in Patients

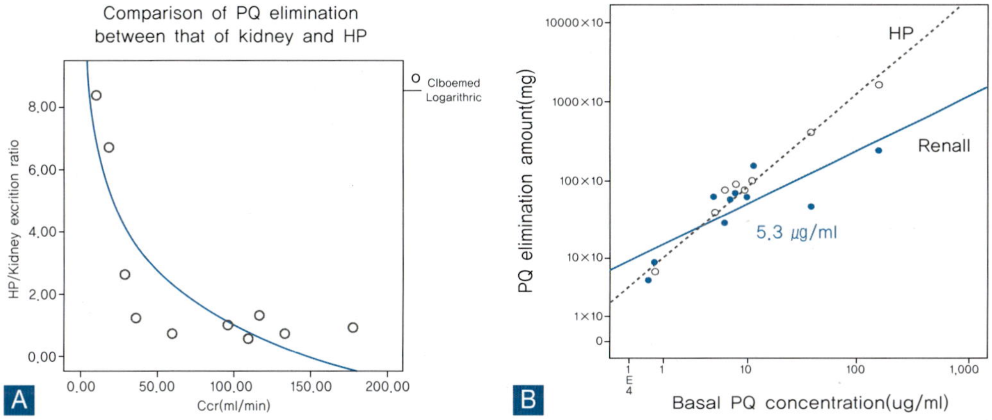

Figure 2-15. In case of earlier renal deterioration or of PQ concentration too high for the kidney, dialysis must be done for a life saving treatment modality.
A. Comparison between Kidney and HP elimination according to the creatinine clearance. When renal function stays within the normal range, the renal PQ elimination rate is higher than or just as good as the HP. However, as the creatinine clearance decreases, the PQ elimination by HP was more effective than the renal elimination.
B. Comparison between Kidney and HP elimination according to PQ concentration.
Note that the intersection of the two lines from the renal and HP elimination equation was at 5.3 mg/ml.

혈중 paraquat 농도를 속히 감소시키는 것 자체가 신기능을 보호하는 것이라는 점을 항상 염두에 두어야 한다. 신장(tubule)에 노출되는 paraquat의 양이 많을수록 신 손상의 위험성이 증가하고 이는 다시 신장을 통한 paraquat의 배설이 감소하는 악순환이 시작되기 때문이다.

특히 환자가 이미 신기능이 감소된 경우에도 조기에 적극적인 혈액관류를 실시해야 한다. 그 이유는 신기능이 이미 감소한 상태에서는 체외배설이 제한되기 때문이다.

급성 paraquat 중독 환자에서 혈액관류를 얼마나 오랫동안 실시할 것인가?

이론적으로는 혈중에서 paraquat가 검출되지 않을 때까지 지속하는 것이 좋다. 그러나 혈중 paraquat 농도는 시간이 경과한 다음에도 지속적으로 양성 반응이 나타나게 되는데 그 이유는 소위 rebound 현상 때문이다. 이는 조직에 결합되어있던 paraquat가 혈중 농도가 감소한 이후에 서서히 유리되어 나오는 것에 기인한다. 이렇게 rebound 되어 나오는 미량의 paraquat를 모두 체외 배설을 통하여 배출하려고 할 필요는 없다. 그 이유는 여러 차례 언급한 바와 같이 신장을 통한 배설이 너무나 탁월하여 혈액관류의 효과가 상대적으로 적기 때문이다. 필자의 경우는 1 μg/ml(dithionite test one plus) 수준 이하가 되면 더 이상의 체외 배설을 시도하지 않는데 그 이유는 그 이상의 투석이 생존율을 개선시키지 않는다고 보기 때문이다.

8) 유해산소 치료(treatment modality of Free radical Scavenge)

급성 paraquat 중독이 유해산소에 의한 질환이라면 유해산소를 적절히 조절, 제거하는 것이야 말로 치료의 핵심이라 할 수 있다. 그럼에도 불구하고 지금까지 유해산소 치료로 급성 paraquat 중독을 성공적으로 치료했다는 보고는 없다. 그 이유는 세포 안에서 형성되는 유해산소를 적절히 제어하기가 쉽지 않다는 말이기도 하다. **Figure 2-16. (A)**에 도식 한 바와 같이 paraquat 중독환자의 폐는 sub-pleural area에서 주로 발생한다. 이는 폐의 ventilation-perfusion ratio를 고려할 때 혈액 내에 항 산화력이 상대적으로 강하다는 것을 나타내는 소견이다. 그러나 **Figure 2-16. (B)**에서 보는 것처럼 paraquat에 의하여 유해산소가 형성되는 장소는 세포 안이다.

Paraquat에 의해 형성되는 유해산소의 양 혹은 강도(strength)는 paraquat 농도에 비례한다(**Figure 2-17**). 이렇게 세포 안에서 유해산소가 증가하면 이에 대항하는 방어기전이 작동한다. 이 기전(mechanism)들을 정리하면- 유해산소 생성 억제, 생성된 유해산소 제거, 그리고 유해산소 처리(독성이 덜한 단계로의 변형) 등이며 각각에 관여하는 인자들(antioxidant strategies of cells)을 **Figure 2-17**에 요약하였다.

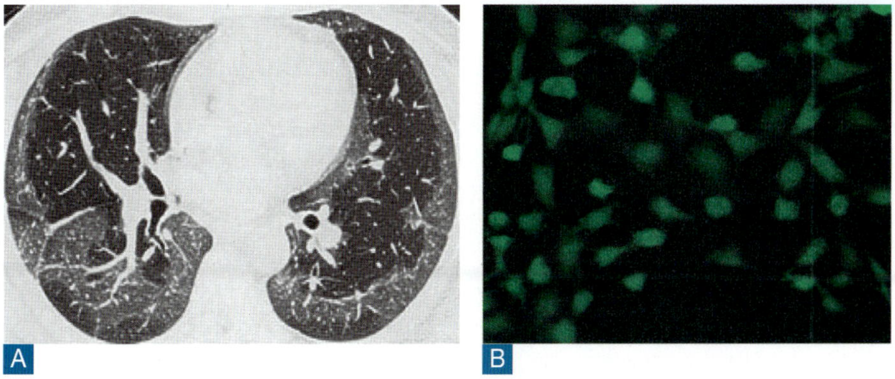

Antioxidants in plasma :
1. uric acid
2. protein thiol
3. ascorbic acid
4. α-tocopherol

Antioxidants in cell:
mainly by enzymes

Figure 2-16. In most cases, ROS is formed in the Cells. Therefore, antioxidant capacity of the cells is very important

Cell use many different antioxidant strategies

A. prevention of ROS generation
- control of iron
- catalase
- glutathione peroxidase/reductase

B. ROS scavenging
- Vitamin C&E
- Glutathione
- N-acetylcysteine
- Metallothionein
- SOD

C. Free radical repair
- Glutathione
- N-acetylcysteine
- Metallothionein

■ ROS in fibroblast, according to PQ concentration

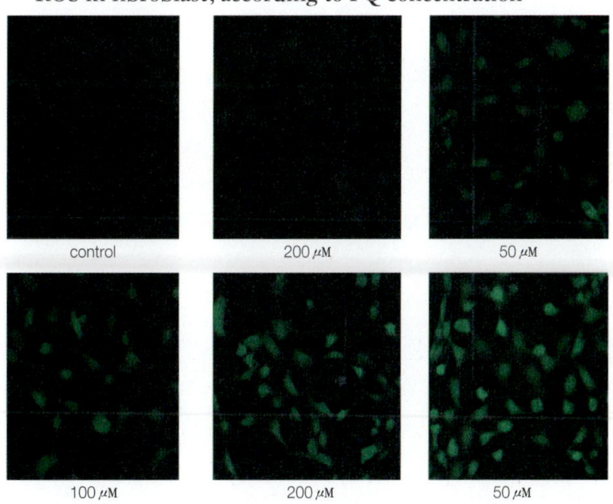

Figure 2-17. This slide shows ROS formation in the cells in a dose-dependent manner.

이론적으로는 이들 물질들의 세포 내 농도를 높여주는 것이 가장 효과적일 것이다. 급성 paraquat 중독은 병의 진행이 급박(urgent)하여 가능한 한 속히 therapeutic window에 도달할 수 있어야 한다. 따라서 안정적으로 많은 양을 정맥주사 할 수 있어야 하며 glutathione은 이런 조건들을 충족하고 있다.

(1) Glutathione(GSH)의 적절한 투여량(dose)은 얼마인가?

Glutathione은 glutamate, cysteine, glycine 등 세 개의 아미노산으로 이루어지는 peptide로 세포 안(intracellular pools) 농도는 1~10 mM 인 반면 세포 밖(extra cellular spaces)에서는 1~10 μM로 이는 세포 안 농도가 약 1,000배 높다는 의미이다. 세포 벽(wall)에 특별한 carrier 나 channel 이 없기 때문에 세포 외 액의 농도를 mM 수준으로 올려야 세포 안에 형성된 유해산소를 억제할 수 있게 된다(**Figure 2-18**). 불행히도 glutathione은 혈액 내에서 지극히 불안정하기 때문에 아무리 많은 양을 주입한다 하여도 혈중 농도를 mM수준으로 유지하는 것은 불가 하다.

Glutathione(GSH)

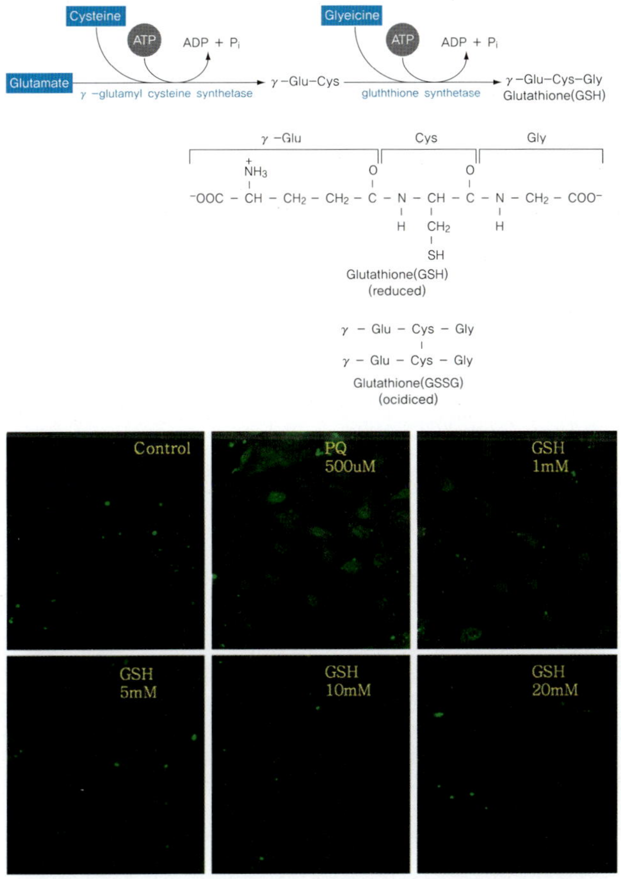

- **Intracellular pools : 1~10 mM**
  - Nucleus
  - Mitochondria matrix
  - endoplasmic reticulum
- **Extra cellular spaces : 1~10 μM**
- **mM of GSH suppressed ROS significantry**

Figure 2-18. Glutathione is a peptide comprising three amino acids, glutamate, cysteine, and glycine. It usually exists as a reduced form. Intracellular Glutathione concentration is millimole, while it is micromole in extracellular. Intracellular level is thousand times higher than extracellular. For the lack of any specific carrier or receptor on the cell membrane, it is very hard for glutathione to enter the cell across this high concentration gradient.

다행히 혈중에서 glutathione(GSH)의 항 산화 능력은 간접적인 방법에 의하여 더 강력해지는데 그 이유는 glutathione이 혈액 내에서 바로 glutamate, cysteine, glycine 으로 분해되기 때문이다. 이들 중 cysteine은 자체적으로 항 산화력이 있을 뿐 아니라 methionine과 cystine등 소위 "sulpha-containing amino acid pool"을 증가시킨다(**Figure 2-19**).

Antioxidant effect of GSH is measured in other way.

Changes in mean (SD) concentration(μM) of amino acids over time.

Time(min)	0	10	20	30	60	120	240
Glu	47.4	268.0	191.3	121.0	38.4	53.3	31.9
	(14.3)	(78.8)	(19.6)	(30.7)	(16.5)	(19.4)	(11.4)
Cys	11.4	264.7	64.6	42.2	26.7	15.0	10.6
	(2.5)	(58.5)	(10.1)	(9.3)	(3.9)	(3.5)	(3.0)
Cys2	57.0	68.8	81.5	103.6	95.6	88.0	71.1
	(8.4)	(10.5)	(8.4)	(11.1)	(11.6)	(13.0)	(11.8)
Met	25.4	362.2	377.7	198.0	103.4	87.8	64.1
	(2.7)	(40.5)	(64.1)	(36.6)	(14.7)	(22.6)	(18.6)
Gly	220	477	455	314	271	193	216
	(23)	(101)	(112)	(93)	(81)	(80)	(41)

**P〈0.01 compared to baseline concentration by Student's r-ted.

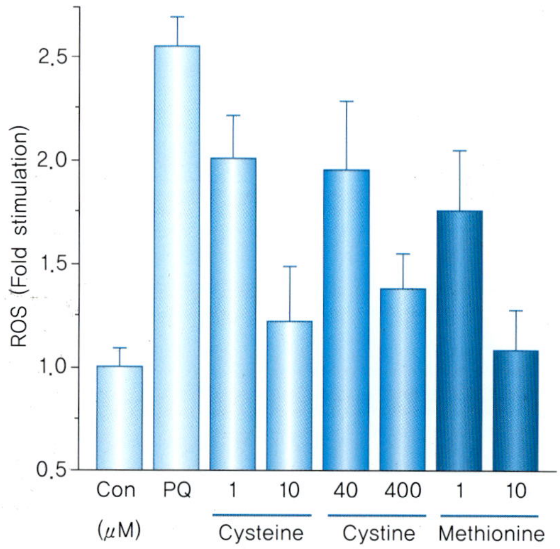

Figure 2-19. A sequential change of the three amino acids after administering glutathione intravenously. Cysteine, cystine and methionine belong to the same pool of sulpha-containing amino acids, compatible for each other.
All these 3 amino acids concentration increases immediately after glutathione injection. Especially methionine level increased dramatically and lasted 4 hours.

이들 sulpha-containing amino acid들은 항 산화력이 매우 탁월하여 cysteine이나 methionine은 10 μM 농도로도 뚜렷한 항 산화력이 발휘된다.

Pharmacokinetics of Methionine	
AUC	21369 μM · min
C_{max}	352.3 μM
T_{max}	20 min
$t_{1/2}$	177.4 min

9) To achieve 10~20 μM of methionine, the requirement GSH dose is 50 mg/kg/24 hr.

급성 paraquat 중독에서 GSH 50 mg/kg/24 hr 용량은 항상 충분한가?

Figure 2-20에서 보는 바와 같이 GSH 50 mg/kg/24 hr은 경우에 따라서는 유해산소를 충분히, 정상인 수준으로 떨어뜨리지 못하는 경우도 있다.

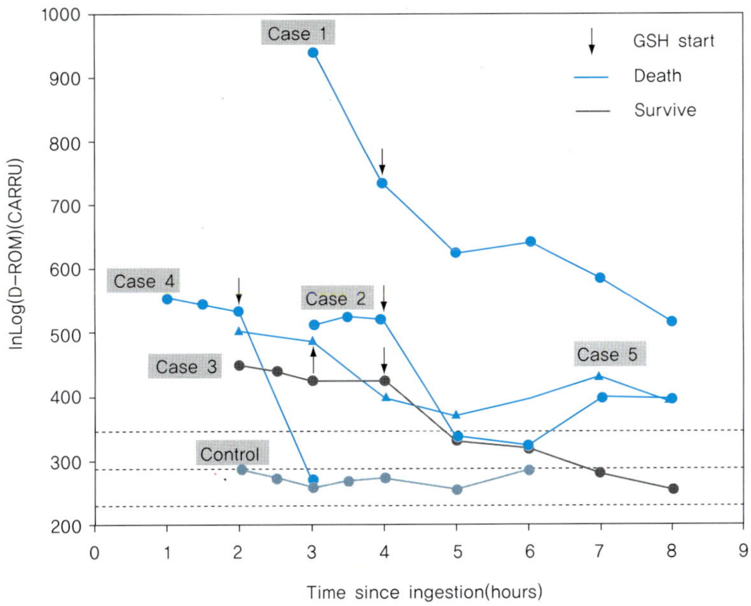

Figure 2-20. Arrow indicates the initiation of GSH (50 mg/kg intravenous administration). The control case is the patient with diazepam intoxication. Note that the ROM level decreased gradually below the mean of the general population in case 3, the only survivor. The 3 horizontal dotted lines express mean SD of the age, sex matched general healthy population ; Means: 349, Mean: 290, Mean-SD: 231.

유해산소 농도가 정상 범위로 감소한다고 하여도 사망하는 경우가 있다. 이런 결과는 sulpha-containing amino acid로 유해산소를 감소시키는 것이 치료에 중요한 부분이지만 절대적은 아니라는 점을 보여주는 소견이다. 유해산소가 제거되고 다시 생존할 수 있다는 것은 그때까지 세포가 생존해 있다는 의미이다. 이에 반하여 이미 세포가 죽어 있거나 유해산소 생성이 너무 많아 감당할 수 없는 경우에는 다량의 glutathione을 주입하여도 치료 효과를 기대할 수 없게 된다. 실험실에서 실험 조건으로 paraquat 농도가 높은 경우 세포는 30분 이내에 죽어버린다. 마찬가지로 사람에서도 paraquat 농도가 매우 높거나 음독 후 일정 시간이 경과한 상태로 내원하는 경우에는 환자의 주요 세포들이 이미 회복 불능 상태로 손상이 와버린다는 점을 염두에 두어야 한다.

(1) Glutathione 이외의 sulpha-containing amino acid :

물론 N-acetyl cysteine 혹은 정맥주사가 가능한 sulpha-containing amino acid 수액도 사용될 수 있을 것이다. 그러나 이들의 적절한 투여 양이 얼마여야 하는지 알 수가 없다. 특히 N-acetyl cysteine의 경우 임상에서 많이 사용되고 있으나 급성 paraquat 중독에서와 같이 짧은 기간에 유해산소가 많이 생성될 때 적절한 투여량이 얼마여야 하는지에 대한 자료가 없다. 필자의 연구에서는 glutathione 과는 달리 N-acetyl cysteine은 정맥주사 후 혈중에서 매우 불안정하여 주입 후 대사가 빠르며 methionine 이나 cystine의 변화를 관찰할 수가 없었다.

(2) Vitamin C의 적절한 투여량(dose)은 얼마인가?

Vitamin C는 음식을 통하여 혹은 약제로 가장 흔히 상용되는 대표적인 항 산화제 이다. 그러나 항 산화제로 사용될 때 적절한 양이 무엇인지, 그리고 급성 paraquat 중독에서처럼 유해산소 생성이 많을 때 정맥주사로 얼만큼을 주어야 할지에 대해서는 확실한 지침이 없다. Figure 2-21에서처럼 vitamin C는 시험관에서 탁월한 항 산화력을 갖고 있어 μM 수준에서 충분한 치료 효과를 기대할 수 있다.

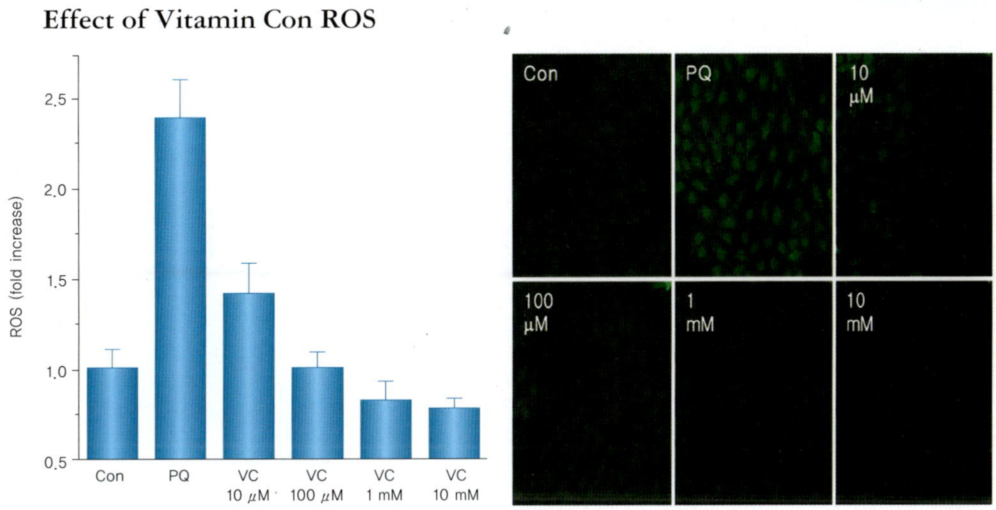

Figure 2-21. Vitamin C is effective at a relatively low concentration of 10 micromole.

필자가 한국인을 대상으로 vitamin C 정맥 주사 후 실시한 pharmacokinetic study의 결과는 다음과 같다(Toxicology letter 126 : 51, 2002).

- Distribution Volume = 32.0±14.4 l,
- AUC (area under curve) = 36.4±11.3 mg h/dl,
- Plasma Clearance = 2.13±1.36 l/h,
- Half life (T1/2) = 1.0±0.8 h,
- Cmax (maximum concentration) = 17.1±7.1 mg/dl,
- Tmax (time of maximum concentration) = 0.64±0.24 h.

이상을 종합하면 vitamin C는 loading dose = 30 mg/kg, maintenance dose = 2 mg/kg/hr 정도를 정맥 주사하면 충분할 것으로 판단 된다. 그러나 vitamin C를 급성 paraquat 중독 환자에게 주입할 때는 세심한 주의가 필요하다. 그 이유는 free form iron이 있는 상태에서 vitamin C를 주입하면 유해산소 중에서도 가장 해로운 hydroxyradical이 형성될 수 있기 때문이다(Figure 2-22).

Hazard of Vitamin C

1. During extensive cellular damage, transition metals are released into the aqueous phase.

2. Vitamin C, given at the time, aggravates the oxidative damage.

* Problem solving : iron chelation

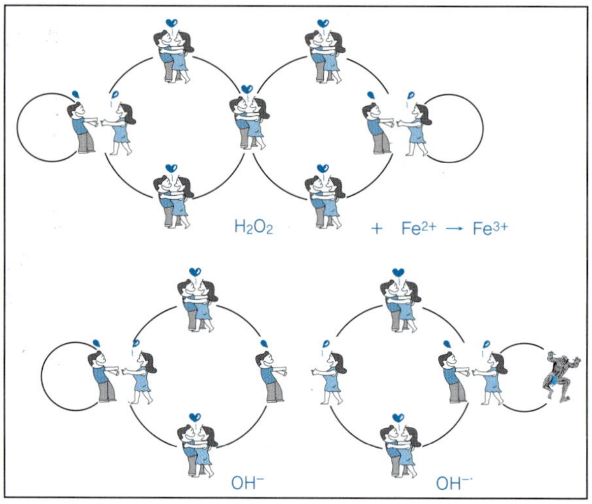

Figure 2–22. Hazard of Vitamin C. This figure shows what happens when H_2O_2 is exposed to free form of iron.

따라서 vitamin C를 항 산화제로 사용하려고 할 때는 먼저 철(iron) 대사에 대한 이해가 필요하다(Figure 2–23).

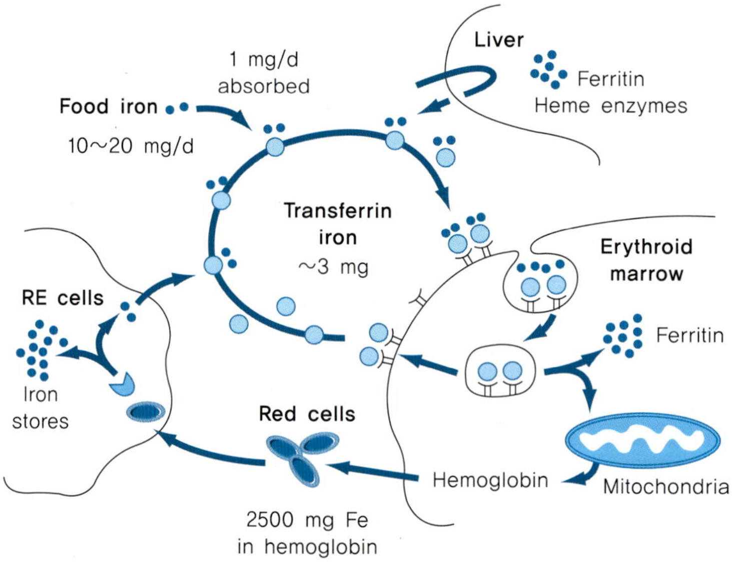

Figure 2–23. Normal Iron transport Pathways

Iron은 혈중에서는 transferrin과 결합하고 저장될 때에는 apoferritin과 결합하여 ferritin 형태로 존재한다. 그 외에 hemoglobin이나 myoglobin 형태로 존재하기도 한다. 다시 말해서 free form으로 존재하는 경우는 없다. 그러나 paraquat 중독과 같은 특수한 상황에서는 free form iron이 유리된다.

The iron in ferritin has a reduction potential of -230 mV at pH 7.0.
A reduction potential less than -230 mV could release iron from ferritin.

- Paraquat
- Adriamycin
- Alloxan
- Superoxide

그럼으로 vitamin C를 정맥주사 하기 전에는 free form iron을 제거(chelation) 해야 한다.

(3) Iron chelators의 사용

Desferoxamine은 임상에서 가장 자주 사용되는 iron chelator 이다. **Figure 2-24**에 요약한 바와 같이 desferoxamine은 자체적으로 유해산소 생성을 억제할 수도 있고 free form iron을 제거하여 유해산소 생성을 조절할 수 있다. 실험동물에서 vitamin C와 desferoxamine을 동시에 투여하는 경우에 각각을 투여한 경우보다 paraquat 중독에 의한 생존율이 높다(**Figure 2-24**).

그러나 급성 paraquat 중독 환자에서 desferoxamine의 적절한 투여량이 얼마여야 하는지 알 수가 없다. 많이 사용할수록 많은 효과를 기대할 수 있겠으나 desferoxamine을 다량 주사 할 때에는 시력 손실 등의 부작용을 주의 해야 한다. 또한 desferoxamine는 세포 벽을 통과하는 것이 쉽지 않다. 따라서 세포벽을 쉽게 통과할 수 있는 chelator가 요구된다. 이런 목적에 부합하는 것 중 하나가 quercetin 이다. 그러나 불행히도 정맥주사 할 수 있는 quercetin 제제가 없기 때문에 현재는 양파나 차(tea)와 같은 quercetin rich diet를 먹이는 수밖에 없다. 이런 이유들로 필자는 급성 paraquat 중독환자에서 vitamin C 사용을 가급적 피하고 있다.

Iron chelators

Desferoxamine

1. Powerful Fe^{+++} chelator, preventing PQ toxicity
2. Inhibit generation of hydroxyl radicals
3. Block the uptake of PQ by the alveolar type II cells
4. Desferrioxamine Penetrates slowly cell wall
5. What is the Adequate Dose of Desferal?

Quercetin

1. Can cross the cell membrane and chelate iron
2. 20~50 m M appears to chelate all released iron

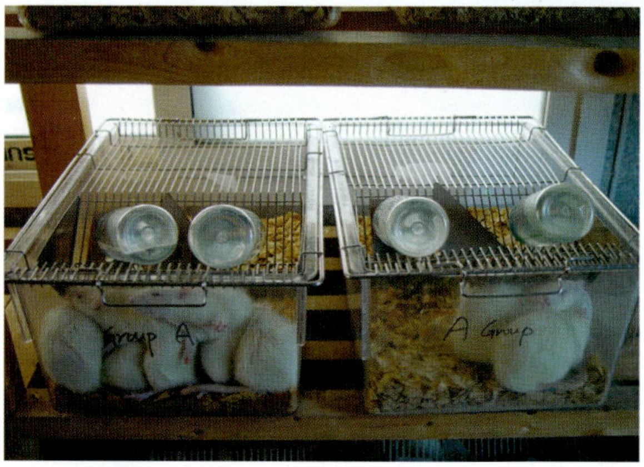

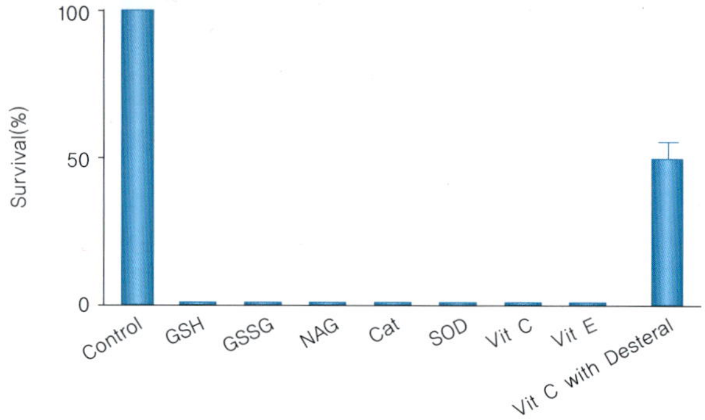

*Survival rate of Rats : 25 mg/kg of PQ into Peritoneum.

Figure 2-24. Iron chelation is very important during acute PQ intoxication especially when vitamin C works as an antioxidant. The most common chelating drug is deferoxamin.

(4) Diuresis with fluid, mannitol:

급성 Paraquat중독의 치료에서 신 기능 보호의 중요성은 아무리 강조해도 지나치지 않는다.

이미 언급한 바와 같이 신장은 인체에서 가장 많은 양의 paraquat에 노출되는 장기 이다. 그 이유는 모든 몸 안의 paraquat가 결국 신장을 통하여 배출되기 때문이다. 이런 이유로 신 세뇨관 손상이 자주 발생한다. 일반적으로 paraquat에 의한 조직 손상의 정도는 노출되는 paraquat의 농도와 노출 시간의 함수이다. 따라서 좀 더 희석된 농도가 빨리 통과한다면 그만큼 신 손상의 정도가 감소 할 것이다. 이런 이유로 이뇨제, 특히 mannitol을 사용하여 소변량을 늘리는 것이 중요하다.

(5) Cytotoxic drug의 사용

급성 paraquat 중독 시에는 유해산소가 많이 생성될 것으로 추정되는 장기에 염증세포의 침윤이 발생한다. 유해산소 생성이 활발한 장기에 염증세포 침윤이 유발되는 기전은 유해산소(ROS)가 PI 3 kinase, NF-kB, Activator protein-1 등 signal transduction 전달 신호를 활성화시켜 염증세포 침윤을 유도하기 때문이다(**Figure 2-25**).

즉 paraquat 중독 → 유해산소 생성 → 염증세포 침윤 → 유해산소 생성의 악순환 고리를 형성한다. 이 고리를 끊기 위하여 cytotoxic drug를 사용하게 된다. 임상에서 가장 흔히 사용되는 약제는 cyclophosphamide이다. 그러나 cyclophosphamide 는 상용양에서도 골수 억제 등의 부작용이 적지 않아 필자는 cyclosporine을 선호하고 있다.

급성 paraquat 중독에서 이들 약의 적절한 투여량이 얼마인지는 알 수가 없다. 이론적으로는 designed study(human)를 통하여 소위 "therapeutic window"를 설정해야 하겠으나 윤리적인 문제로 인체실험이 불가하기 때문에 현실적으로는 장기 이식 환자를 대상으로 설정된 일반적인 사용양을 적절히 투여할 수 밖에 없다.

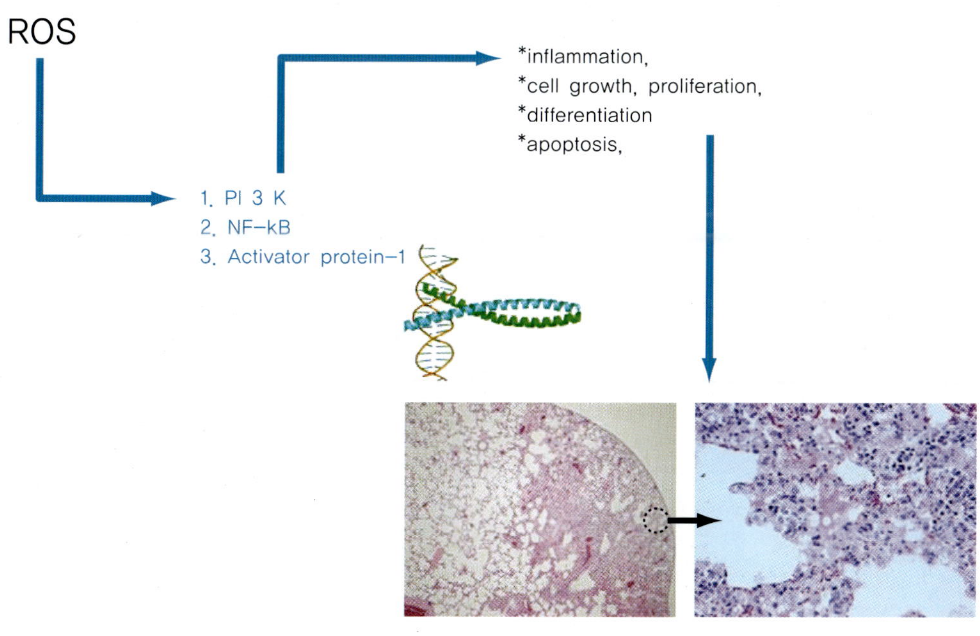

Figure 2-25. ROS ans signal transduction

4. 급성 paraquat 중독의 병발증(two diseases at once)

1) Pneumomediastinum

급성 paraquat 중독 환자에서는 간혹 pneumomediastinum이 동반된다. 물론 vein catheter(jugular or subclavian) 삽입 과정에서 본의 아니게 발생하는 경우도 있겠으나 순수하게 paraquat 중독증의 합병증으로 초래되는 경우는 다음과 같이 두 가지의 경우가 있다.

첫째, 음독 후 처음 2~3일 이내에 발생하는 경우인데 이는 많은 양이 넘어가면서 식도 손상을 초래 하여 오는 경우이다. 이런 경우는 예후가 극도로 나쁘다(Figure 2-26).

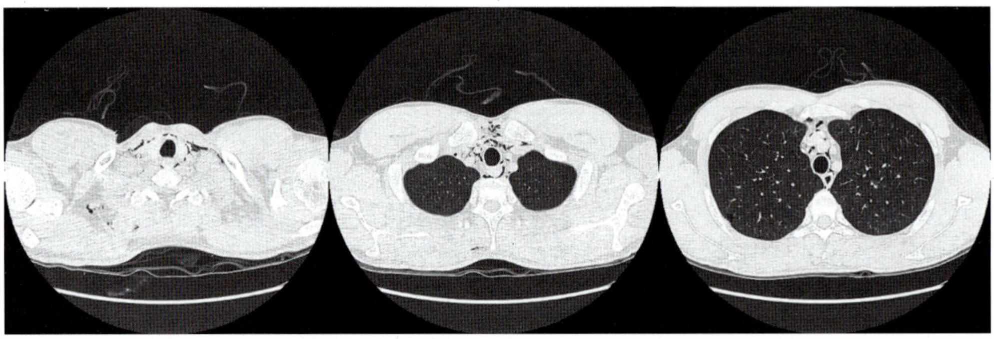

Subject : M/28, paraquat level 0.9 ㎍/ml at 2hr after PQ 50 cc ingestion

Figure 2-26. Pneumomediastium HRCT, obtained 7 days after paraquat ingestion

둘째, 음독 후 3~4주가 경과한 시점에서 발생하는 경우인데 이는 lung fibrosis가 진행되거나 bulla formation을 하는 과정에서 폐 실질 조직 손상이 오고 free gas 가 나오는 경우이다(Figure 2-27). 이런 경우에는 대부분 자연 흡수되며 예후는 양호하다.

HRCT-A

1 week after PQ ingesion

HRCT-B

3 week after PQ ingesion

HRCT-C

4 week after PQ ingesion

Subject
F/50, paraquat level
0.19 ㎍/ml at 62hr after PQ 30 cc ingestion

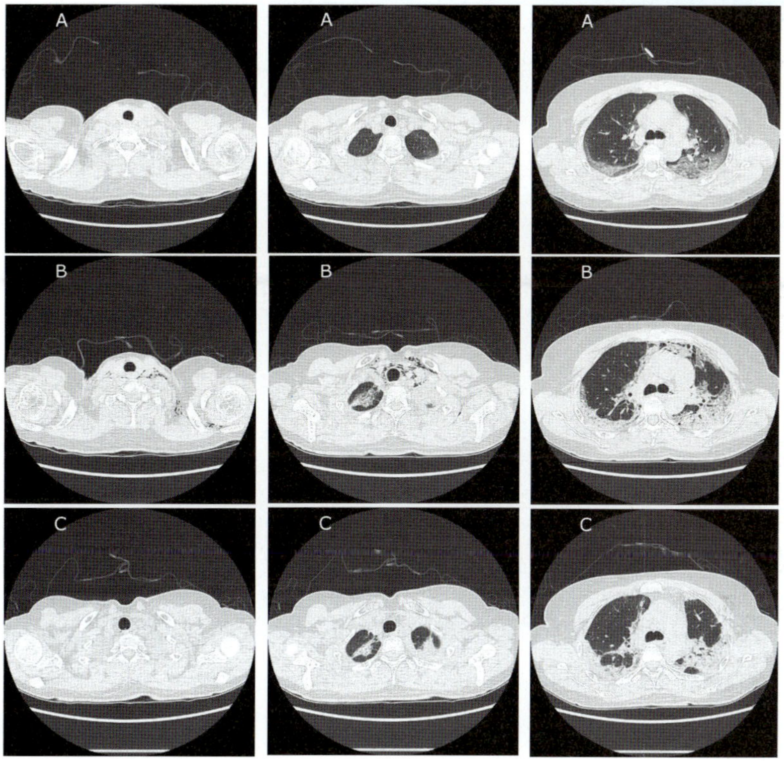

Figure 2-27. Pneumomediastinum HRCT obtained sequentially for a month.

2) Thrombosis

급성 paraquat 중독 환자는 간혹 deep vein thrombosis(**Figure 2-28**)가 발생하거나 pulmonary artery thrombosis가 동반되는 경우가 있다(**Figure 2-29**). 그 이유는 유해산소가 혈액 응고를 촉진시키기 때문이다. Venous thrombosis 는 다양한 원인이 복합적으로 작용하여 초래되는 경우가 많다. 예를 들면, protein C나 protein S가 결여되어 있는 환자가 피임약을 복용 중이거나 absolute bed rest, central venous catheters 삽입, 잦은 채혈로 혈관 손상이 있는 경우 혈전 형성이 발생할 가능성이 높아진다. 급성 paraquat 중독 환자에서는 특히 유해산소에 의한 요인이 추가된다. 유해산소가 혈액 응고를 촉진하는 기전은 유해산소가 혈소판 및 응고인자를 활성화시킬뿐 아니라 혈관 벽에 작용하여 응고를 촉진하기 때문이다. 일반적으로 venous thrombosis는 의심해야 진단할 수 있는 질환이다. 따라서 급성 paraquat 중독 환자에서 하지가 붓거나 저 산소 증이 기대치 이상으로 심할 경우에는 deep vein thrombosis 나 pulmonary artery embolism을 의심해봐야 한다. 특히 입원 첫날 protein C, S 등을 측정하여 감소된 환자는 이후 thrombosis 발생 가능성이 높다는 사실을 염두에 두어야 한다.

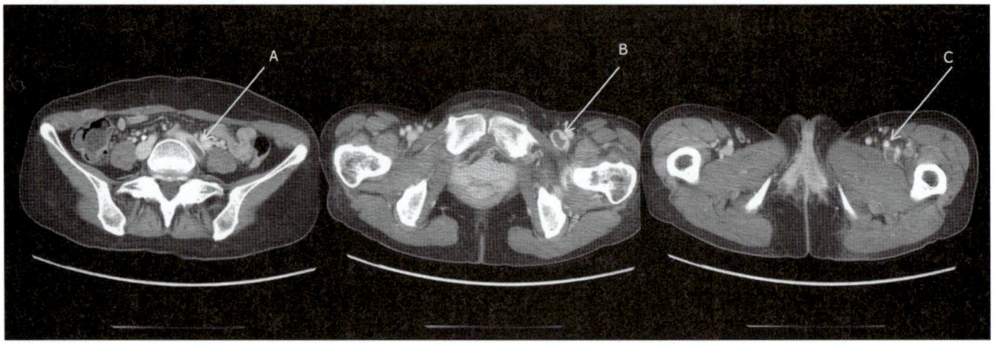

Figure 2-28. Low extremity venogram CT was obtained 19 days after PQ ingestion . Note thrombus in left deep venous system(arrow A, B, C).
Subject : F/50, paraquat level 0.19 ㎍/ml at 62hr after PQ 30 cc ingestion

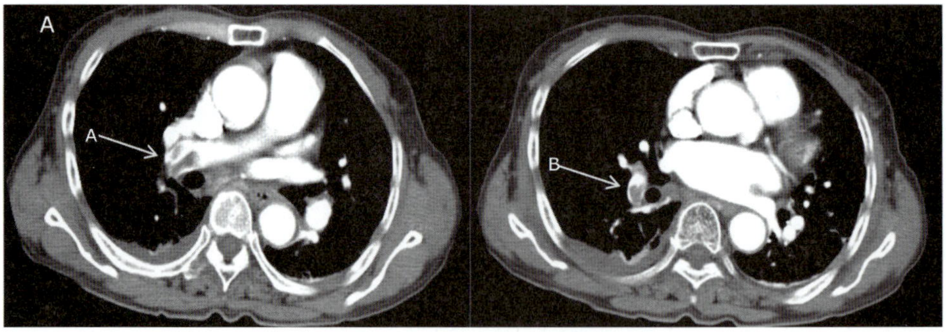

Figure 2-29. A It was obtained 9 days after PQ ingesteion
Note the thrombus in pulmonary artery and interlobar pulmonary artery (arrow A, B)

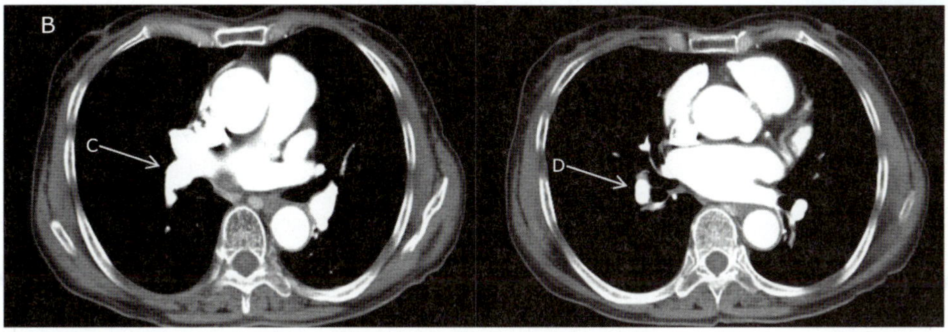

Figure 2-29. B It was obtained 20 days after PQ ingestion
Thrombus was resolved completely(arrow C, D) Subject : F/64 paraquat level 0.08 μg/ml at 15 hr after PQ 10 cc ingestion.

5. 급성 paraquat 중독의 치료 종결(생존자의 정의)

급성 paraquat 중독환자의 생존 여부는 폐 손상의 진행 여부에 달려 있다. 전형적인 예에서는 초기의 consolidation(GGO) 이 약 2주 후부터 fibrosis로 변하며 이 fibrosis 과정은 2달 안에 마무리 된다. 이후에는 fibrosis 부위가 bulla formation을 하는 경우가 있다.

따라서 음독 후 7일이 되는 시점에서 폐 HRCT소견상 폐 손상이 없고 동맥 내 산소 분압이 정상이며 혈액 화학검사에서 신 기능이나 췌장 기능 지표가 정상이면 치료가 성공적으로 마무리된 것으로 보고 치료를 종결할 수 있다.

만일 일주일이 되는 시점에서 폐 손상이 발견되면 치료 후 다시 일주일 후에 추적 검사를 실시한다. 이때 폐 손상의 범위가 더 확대되지 않고 기타 혈액 화학검사가 정상범위에서 안정적이면 퇴원이 가능하다.

만일 두 번째 HRCT 에서 폐 손상의 범위가 증가한 경우에는 같은 요령으로 일주일 후 세 번째 추적 검사를 해야 한다.

6. 급성 paraquat 중독에 체질적으로 취약한 사람(constitutional inclination)이 있는가?

비슷한 조건의 환자 중 어떤 사람은 사망하고 어떤 사람은 생존하게 된다.

무엇 때문에 동일한 치료 내용에도 다양한 임상 경과를 보이나?

개인적인 항 산화능력의 개인간 차이(individual difference in antioxidant capacity)에 따라 임상 경과가 달라질 가능성은 없나? 이 가능성을 검토하기 위하여 필자는 혈중 total antioxidant status와 SOD, catalase, glutathione peroxidase 유전자 중에서 각각의 효소 활성과 연관이 있을 것이라고 알려진 유전자 point mutation(superoxide dismutase(V16A), catalase(C262T), glutathione peroxidase GPX1(C593T)을 검토하여 보았던바 비슷한 조건의 생존자와 사망자 간에 point mutation의 차이를 발견할 수 없었다.

항 산화력의 개인 차이가 존재한다 해도 급성 paraquat 중독처럼 유해산소가 급격히 많이 발생하는 경우에는 그 효과가 미약할 것임을 의미한다.

II. 만성적인 paraquat 노출 문제점 (Clinical feature of chronic paraquat exposure)

01 총론

과학이 발달하고 삶이 풍요로워질수록 환경 오염은 날로 심각해지고 그로 인한 보건학적인 문제, 예를 들면, 암 발생률의 증가, 미숙아나 선천적인 질환을 갖고 태어나는 아이들의 증가, Parkinson's disease와 같은 신경학적 질환이나 우울증 등, 퇴행성 신경 질환의 발생도 증가하고 있다. 환경 오염의 원인으로 농약이 차지하는 비중은 무시할 수 없는데 사람들이 일상생활을 통하여 농약에 노출되는 경로는 음식물 중 잔류농약, 식수원이나 지하수 오염 등이 보편적이나 농약을 직접 살포하는 농부들의 경우 경우에 따라서는 심각한 양의 농약에 반복적으로 노출되는게 현실이다.

수십 년간 농약을 살포해온 농민들 중에는 급성 농약중독과 관련 없이 만성적이고 반복적인 농약노출에 의해 유발되거나 악화되었을 것이라고 추정되는 다양한 형태의 질환을 앓고 있는 환자가 많다. 그러나 불행히도 현재 우리나라 의료계에서는 만성 농약중독에 대한 이해가 부족하고 진단 기준이 없어 이들 농민들에게 만성 농약중독이라는 진단을 내릴 수 있는 경우는 거의 없다. 따라서 농민들이 몸이 불편하여 병원을 찾아도 의사들이 "잘 모르겠다"고 하거나 "괜찮다" 혹은 "퇴행성 변화"라고 하거나 심지어 "신경성"이라고 막연하게 진단을 내려주는 경우가 많고 치료에 대한 뚜렷한 계획을 설명해 주지 않아 환자는 의사를 불신하게 되고 검증되지 않은 민간요법이나 한방 요법을 찾아 나서거나 기도원 같은 곳을 방문하여 비과학적인 치료를 시도하는 경우를 흔히 보게 된다.

만성 농약중독이라는 진단을 내리기 쉽지 않은 이유는 다음과 같이 다양하다.

첫째, 다양한 성분의 농약이 사용된다.

둘째, 농약 노출의 정도를 객관적으로 평가하기가 어렵다.

셋째, 비 특이적인 임상 증세를 보인다.

넷째, 오랜 기간에 걸쳐 서서히 진행되어 과정은 없고 결과만 있는 것처럼 보인다.

만성 농약중독은 아직 확실하게 정의된바 없으나 그 실체를 부정하는 사람은 아무도 없다. 특히 우리나라 농민은 선진국에 비하여 농약 사용 시 안전장치 및 살포 기계화가 미비하고 비교적 안전에 대한 인식이 부족한 것이 현실이다. 결과적으로 선진국에 비하여 더 많은 농민들이 만성 농약중독으로 고통을 받고 있을 것으로 추정된다.

농약의 만성적인 중독과 관련하여 지금까지 알려진 가장 대표적인 두 가지 보건학적인 문제는 암 발생의 증가와 신경학적인 합병증으로 요약된다. 많은 농약이 환경 호르몬으로 분류되고 DNA손상을 유발하거나 oncogene의 발현을 유발한다는 증거가 있다. 농약에 의한 세포손상의 기전은 대부분 농약이 갖고 있는 화학적 구조의 특성에 기인한다. 즉 대부분의 농약은 electrophilic 한 구조를 갖고 결과적으로 free radical을 형성하여 기질 혹은 유전자 손상을 유발한다. 특히 신경세포에 작용하여 신경 전도장애를 유발하는데 그 이유는 농약이 신경세포의 구조적인 변화를 유발할 뿐 아니라 ionic channel 의 기능적 병변을 유발하기 때문이다.

위에서 언급한 바와 같이 농민들은 다양한 종류의 농약을 살포하기 때문에 개개의 농약에 대한 구체적인 중독을 임상적으로 규명한다는 것은 현실적으로 불가하다. 그 이유는 우리나라 농가에서 연간 사용되는 농약은 농지의 규모나 농사형태에 따라 다소간에 차이가 있으나 보통 3~4가지 이상의 살충제와 진균제, 그리고 2~3가지의 제초제 등이 복합적으로 사용되기 때문이다.

우리나라에서 만성 농약중독이 암 발생의 증가와 신경학적인 합병증에 얼마나 심각한 영향을 미치는지는 밝혀진바 없다. 그러나 우리나라 농민은 비교적 많은 농약을 안전장치 없이 사용하는 경향이 있어서 특히 농민들에게는 심각한 보건학적인 문제일 수밖에 없다. 향후 적극적인 역학조사 및 임상적인 연구를 통하여 당면한 문제들을 파악하고 예방대책을 세워야 하겠다.

02 만성 농약중독과 신경계 질환

농약이 대부분 만성적으로 다양하게 신경계에 양향을 미치고 그 결과로 나타나는 임상 증세들은 비 특이적이기 때문에 현시점에서는 오랜 기간 농사를 지은 농민에서 나타난 신경학적인 증세를 특정 농약의 효과를 판정하기 위해서는 많은 연구가 필요하다.

장기간 농약 노출(long-term exposures)에 유발될 것으로 추정되는 신경질환들을 요약하면 다음과 같다.

1) 중추신경질환

- Parkinson' s disease
- 안과 질환(field defect, myopia, astigmatism, optic nerve lesion)
- 인지장애(cognition impairment)
- 혼돈, 착란(confusion)
- 관절 근육 신경통(arthro-myo-neuropathy)
- 뇌파검사 이상

2) 말초신경질환

- 감각신경장애
- 근전도 이상

3) 정신질환

- 정신 분열증(schizophrenic reaction)
- 우울증(depression reaction)
- 기억력 장애(impairment of memory)
- 집중력 저하(difficulty in concentration)
- 자해 충동(suicide)
- 행동장애(다양한 형태)

4) Multiple Chemical Sensitivity Syndromes

과거에 농약에 중독 된 일이 있거나 혹은 농약 노출 시 역겨움을 느꼈던 사람이 다시 농약에 노출되면 그 증세들이 반복되는 현상이다. 보통사람에게는 별다른 증세를 유발하지 않는 낮은 농도에서 다양한 형태의 증세들이 발생하는 특별한 현상으로 이때 증상들은 오심, 구토, 현훠, 두통, 침 흘림, 정신혼미, 허약 감 등 비 특이적이고 다양하다.

아직 병태생리는 규명되지 않았으나 psycho-somatic disorder이거나 약제에 대한 과민반응일 것으로 보고 있다. 우리나라 농민 중에서도 농약 냄새만 맡으면 위에서 언급한 증세 중 일부가 재발하여 어려움을 겪고 있거나 심한 경우 농사를 포기하는 사례가 있다.

03 만성적인 paraquat 노출이 Parkinson's disease를 유발 할 수 있는가?

1. 왜 의학자들은 Parkinson's disease의 원인으로 paraquat를 의심하게 되었는가?

Parkinson's disease의 특징적 병리 소견은 nigral degeneration 과 Lewy bodies의 생성인데 이는 적절치 못한 대사에 의해 a-synuclein이 쌓이는 것이 그 이유이다.

a-synuclein의 양적인 변화는 이 물질의 생성과 소멸(degradation)에 의하여 영향을 받는 것은 당연한 이치이다. 따라서 세포 내에서 잉여 단백을 처리하는 소위 ubiquitin-proteasome system(Figure 2-30)에 관여하는 여러 물질들이

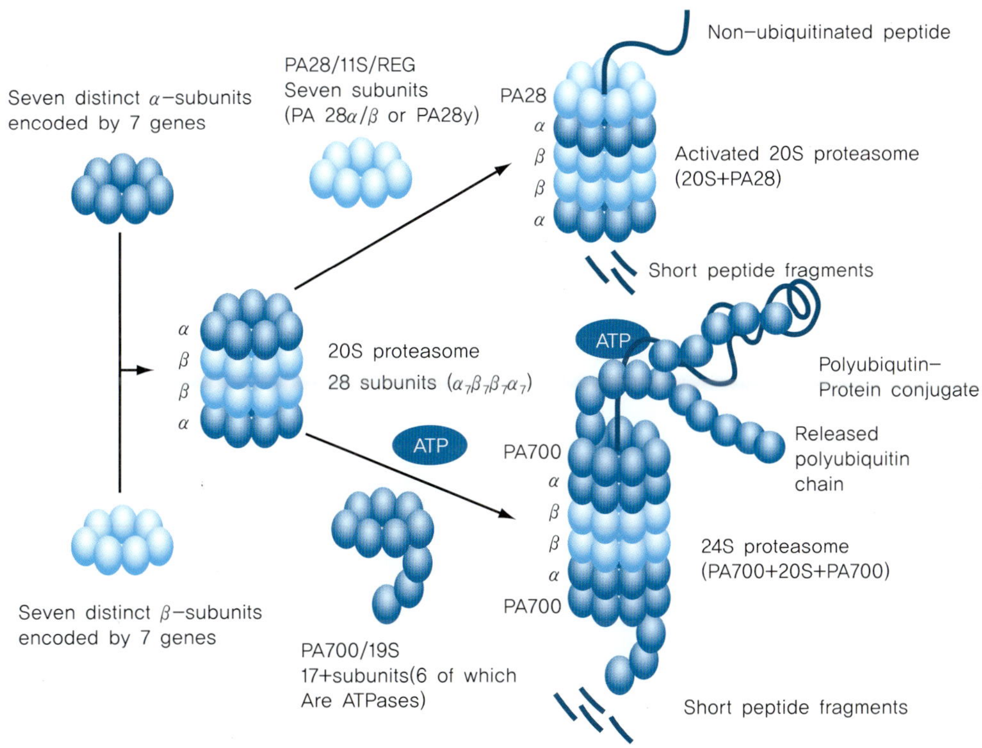

Figure 2-30. Ubiquitin-proteasome system. Composition of the 20S proteasome, the PA700 and PA28 activators.

특히 gene level에서 관심을 받아왔다.

Parkinson's disease환자의 약 10%는 가족력이 있는데 최근에 다음과 같이 Parkinson's disease유전과 관련된 3개의 gene들이 밝혀졌다.

1) α-synuclein

Brain에 광범위하게 분포되어 있다. 이의 기능이 무엇인지는 확실치 않으나 신경세포 배양실험에서 α-synuclein을 발현(expression)시키면 dopaminergic neuron이 퇴행성 변화를 보이고 외부로부터의 독성 물질에 의하여 쉽게 손상을 입는 현상이 관찰된다.

또 다른 실험으로 transgenic mice에서 nigral dopaminergic neuron에 α-synuclein을 over express시키면 cytoplasm 내에 Lewy body가 침착 한다.

이와 같은 연구 결과는 α-synuclein이 Parkinson's disease의 원인이 될 수 있음을 시사한다. α-synuclein은 원래 unfolded protein이어서 섬유소 형태를 유지하고 쉽게 엉기는 특성이 있다. 특히 돌연변이가 유발되어 이런 성질이 더 심한 α-synuclein이 생기면 26/20 proteasome에서의 제거가 더뎌지고 cytoplasm내 축적이 증가하게 되며 이는 곧 Parkinson's disease의 발생을 의미한다(**Figure 2-30**).

2) UCH-L1

Ubiquitin carboxy-terminal hydrolase-L1의 돌연변이(Ile93Met)가levodopa-responsive를 보이는 한 독일 쌍둥이 PD환자에서 증명이 되었다.

UCH-L1는 ubiquitin-peptide conjugate를 분리하여 monomeric ubiquitin이 되게 하는 역할을 한다. 만일 이 과정이 잘 안되면 ubiquitin-proteasome system기능 장애가 초래된다.

3) Parkin

이는 다른 이름으로 ubiquitin-proteasome system(UPS)에서 중요한 역할을 하는 ubiquitin ligase(E3)이다. Parkin 의 유전자는 chromosome 6(q25-q27)에 존재하며 다양한 형태의 deletion과 point mutation이 보고 되어있다.

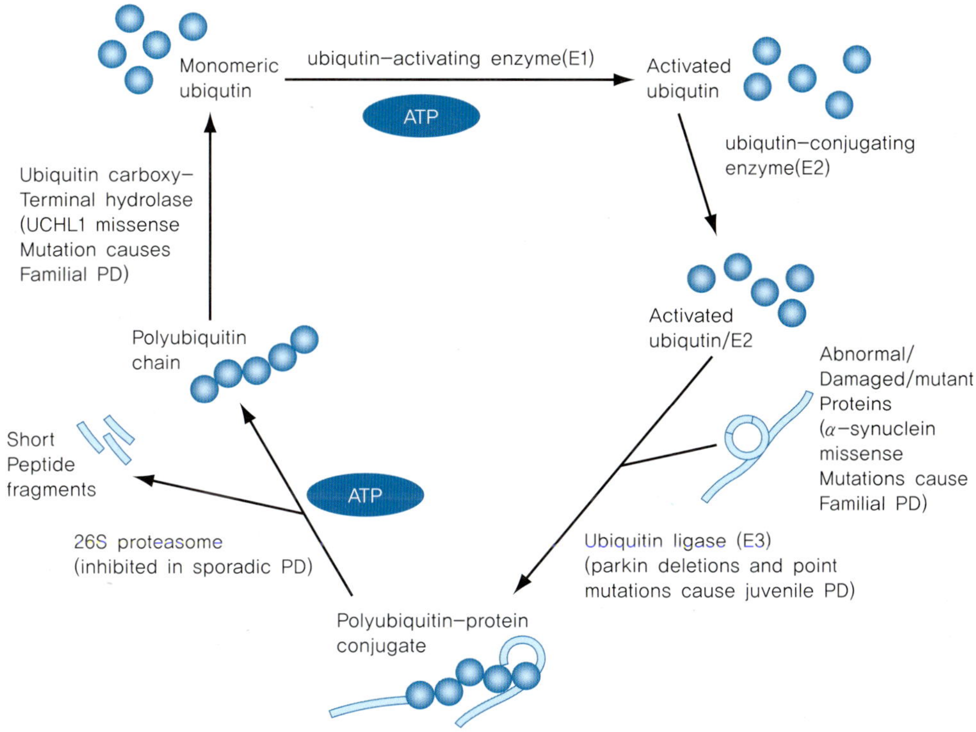

Figure 2–31. Impairment of the ubiquitin–proteasome system in Parkinson's disease.

이들 중에서 ubiquitin carboxy-terminal hydrolase(UCHL)의 mutation, a-synuclein mutation, parkin(ubiquitin ligase) deletion and/or point mutation 등이 많은 연구 대상이었다(**Figure 2–31**).

이런 유전자들은 familial Parkinson's disease에서 잘 알려져 있으나 sporadic Parkinson's disease에서는 잘 알려져 있지 않다. Sporadic Parkinson's disease 환자의 Lewy bodies를 이루는 내용물을 분석해보면 oxidized protein이 많이 포함된다. 이와 같은 소견은 종합해보면 sporadic Parkinson's disease의 발생에 유해산소가 중요한 역할을 할 것임을 시사하는 소견이다. 이 외에도 dopaminergic transmission, xenobiotic metabolism, protein aggregation, 그리고 microtubule-associated protein tau(MAPTau) 등이 sporadic Parkinson's disease와 연관이 있을 것으로 추정되는 인자들이다.

Sporadic Parkinson's disease의 원인일 가능성이 있는 화학물질로

- 1-methyl-4-phenyl-1,2,3,6-tetrahydropyridine(MPTP)
- 살충제 rotenone
- Paraquat
- Maneb(dithiocarbamate)-

등이 알려져 있는데 이들은 다음과 같은 기전으로 proteosom의 구조적, 기능적 손상을 초래한다는 공통점이 있다.

① Selective inhibition of complex 1 in the mitochondrial respiratory chain.

② Impaired ATP production and oxidative stress.

Paraquat는 MPTP와 구조적으로 유사한 점이 많다는 사실이 알려졌다. 이런 이유로 많은 학자들이 paraquat가 혹시 sporadic Parkinson's disease의 원인이 아닐까 의심하게 되었다.

2. Expression of genes related to Parkinson's disease after paraquat treatment in Drosophila melanogaster. (Pesticide Biochemistry and Physiology 92 (2008) 19–23).

paraquat는 그 자체가 유전자의 구조 혹은 발현에 영향을 미칠 수 있을뿐더러 유해산소를 통하여 간접적인 방법으로도 유전자 발현에 영향을 미치는 것으로 알려져 있다. 따라서 paraquat 중독에 의해서 발현이 증폭되거나 억제되는 유전자가 무엇인지를 아는 것은 매우 중요하다. Parkinson's disease와 관련된 유전자만 해도 여러 개이며 이들이 똑같이 억제되거나 촉진될 것인지는 알 수 없다. 필자가 인체와 유사점이 많은 초파리에게 paraquat가 함유된 식수를 먹이고 Parkinson's disease 발생과 관련이 있다고 알려진 유전자들의 발현을 조사하였다.

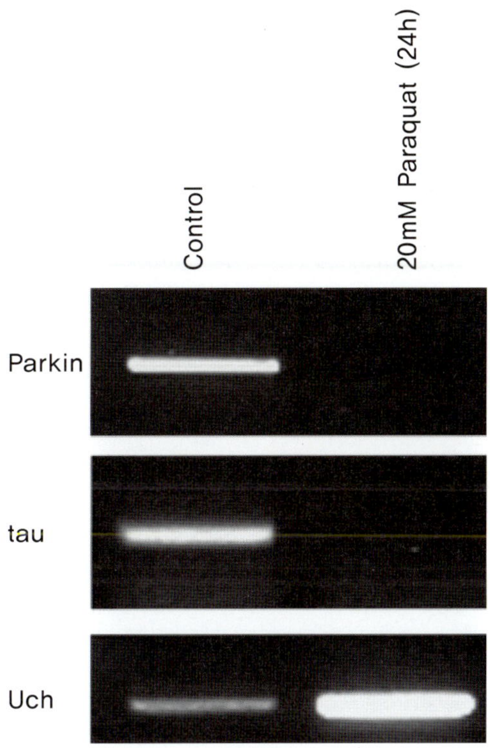

Figure 2-32. Expression of the Parkin, tau, and UCH genes at 20 mM paraquat after treatment for 24 h. Expression of Parkin and tau was inhibited, while that of UCH was significantly increased. Expression of the rp49 gene was considered as the control.

결과, **Figure 2-32**에서와 같이 Parkin과 tau유전자는 발현이 촉진된 반면 UCH유전자는 억제되었다. 이러한 결과는 paraquat에 의한 유전자 발현이 다각적인 측면에서 총괄적으로 검토되어야 함을 시사한다. 그 이유는 유전자를 하나씩 조사한다면 유관한 다른 유전자의 결과와 상충될 수도 있기 때문이다. 향후 paraquat가 다양한 유전자의 발현에 미치는 영향을 총괄적으로 검토해볼 필요가 있다.

3. 한국에서 Parkinson s disease가 만성 농약중독의 한 형태라는 증거가 있는가?

이는 쉽게 결론을 내릴 수는 없으나 향후 지속적으로 관심을 갖고 지켜봐야 하는 보건학적인 문제이다. 이곳에서는 왜 paraquat가 parkinson's disease와 관련이 있을 것으로 의심하게 되었는지 그 역사적 배경을 소개하고자 한다.

1976년 미국의 한 젊은 화학도가 불행하게도 마약중독 상태에 빠져있었다. 그는 스스로 demerol과 유사한 마약(4-propionyloxy-4-phenyl-N-methylpiperidine, 이하 MPPP)을 합성하여 자신에게 주입하곤 하였는데 한번은 주사를 맞고 전형적인 Parkinson's disease 증세를 보이게 되었다. 의료진(미국 NIH, National Institute of Mental Health)은 이 청년의 가검물에서 MPPP가 아니라 MPTP(1-methyl-4-phenyl-1,2,3,6-tetrahydropyridine)가 포함된 것을 확인하였고 동물실험을 통하여 이것이 이 청년이 보였던 Parkinson's disease의 원인이라는 것을 알아냈다. MPTP 성분은 그 청년이 시행한 화학반응의 불순물이었지만 결과적으로는 그와 유사한 화학물질들이 Parkinson's disease의 원인이 될지도 모른다는 의구심을 일으키게 하였던 것이다.

농약 중에서는 특히 paraquat의 구조가 MPTP와 비슷하여 연구자들의 관심을 받게 되었다. 그러나 인체에서 결정적으로 인과관계가 증명된 바는 없다. 필자가 20여 년 동안 수천 예의 급성 paraquat 중독 환자를 진료 해오고 있으나 합병증으로 Parkinson's disease가 발병된 경우를 확인하지 못했다.

다만 우리나라에서 Parkinson's disease로 진단되어 치료중인 환자들을 대상으로 설문조사를 실시해본 결과 대조군에 비하여 과거에 농약을 오래 사용했거나 시골에서 우물물을 식수로 오래 사용한 사람들이 많았다(Association between Parkinsonism and participation in agriculture in Korea. Journal of Clinical Neurology. 4 : 23~28, 2008).

이와 같은 이유로 Parkinson's disease와 만성적인 농약 노출과의 관계는 향후 지속적인 관찰 및 역학 조사의 대상이다.

04 참고문헌

1) SY Hong, HW Gil, JO Yang, EY Lee, HK Kim, SH Kim, YH Chung, EM Lee, SK Hwang Effect of High-Dose Intravenous N-acetylcysteine on the Concentration of plasma Sulfur-Containing Amino acids. KJIM 20(3):217-223, 2005

2) SY Hong, HW Gil, JO Yang, EY Lee, JO Na, KH Seo, YH Kim. Clinical implication of the Ethane in Exhaled Breath in Patients with acute paraqaut intoxication. Chest 128:1506-1510, 2005

3) SY Hong, HW Gil, JO Yang, EY Lee, HK Kim, SH Kim, YH Chung, SK Hwang, ZW Lee

4) Pharmacokinetics of Glutathione and its Metabolites in Normal Subjects. J Korean Med Sci. 20(5):721-726, 2005

5) HW Gil, HO Yang, EY Lee, SY Hong. Paraquat induced Fanconi Syndrome. Nephrology 10:430-432, 2005

6) Hong SY, Hong JR, Gil HW, Yang JO, Lee EY, Jung DS
Effects of repeated pesticide exposure on the peripheral and central nervous systems Toxicological & Environmental Chemistry 88(4): 595-561, 2006

7) Hyo-Wook Gil, MD; Jung-Rock Hong, MD; Jae-Ho Park, MD; Yun-Seok Seo, MD; Jong-Oh Yang, MD; Eun-Young Lee, MD; Sae-Yong Hong, MD. Plasma surfactant D in patients following acute paraquat intoxication. Clin Toxicol 45(5):463-467, 2007

8) Hyo-Wook Gil, Mi-Hae Oh, Kee-Min Woo, Eun-Young Lee, Myung-Ho Oh, Sae-Yong Hong. Relationship between Pulmonary Surfactant Protein and Lipid Peroxidation in Lung Injury due to Paraquat Intoxication in Rats. KJIM 22(2):67-72, 2007

9) Hae-Sung Lee, So-Yong Hong, Joong-Rak Hong, Hyo-Wook Gil, Jong-Oh Yang, Eun-Young Lee, Mi-Jung Han, Sae-Yong Hong. Pesticide Initiated Idiopathic Environmental Intolerance. Inhalation toxicology 19(6):577-585, 2007

10) Zoong-Rock Hong, So-Young Hong, Mi-Jung Han, Hae-seung Lee, Hyo-Ook Gil, Jong-O Yang, En-Yung Lee, Sae-Yong Hong. Clinical observation of12 farmers who believe themselves to have suffered from chronic pesticide intoxication. The Korean Journal of Internal Medicine. 13 : 1-4, 2008

11) Gil HW, Kang MS, Yang JO, Lee EY, Hong SY. Association between plasma paraquat level and outcome of paraquat poisoning in 375 paraquat poisoning patients. Clin Toxicol. 46(6):515-8, 2008.

12) Hae-Seung Leea, Kyu-Sun Leeb, Kweon Yub and Sae-Yong Hong. Expression of genes related to Parkinson's disease after paraquat treatment in Drosophila melanogaster. Pesticide Biochemistry and Physiology. 92 : 114-119, 2008

13) Association Between Parkinsonism and Participation in Agriculture in Korea. Cho Jin-Whan, Jeong Du-Shin, Choi Yoon-Jae, Lee Jun-Young, Jeon Beom-Seok, Lee Hae-Sung, Hong Sae-Yong. Journal of Clinical Neurology 4(1):23-28, 2008

14) Su-ji Kim, Hyo-Wook Gil, Jong-Oh Yang, Eun-Young Lee and Sae-Yong Hong. The clinical features of acute kidney injury in patients with acute paraquat intoxication. Nephrol Dial Transplant 24:1226-1232, 2009

15) HYO-WOOK GIL, JONG-OH YANG, EUN-YOUNG LEE, and SAE-YONG HONG. The level and clinical significance of pancreatic enzymes in survivors of acute paraquat poisoning. Clinical Toxicology 47:308-311, 2009

16) Kwon-Hyun Lee, Hyo-Wook GIL, Young-Tong Kim, Jong-Oh Yang, Eun-Young Lee and Sae-Yong Hong. Marked Recovery From Paraquat-Induced Lung Injury During Long-Term Follow-up. Korean Journal of Internal Medicine. 24(2):95-100, 2009

17) Hyo-Wook, JONG-OH YANG, EUN-YOUNG LEE, and SAE-YONG HONG. Clinical implication of urinary neutrophil gelatinase-associated lipocalin and kidney injury molecule-1 in patients with acute paraquat intoxication. Clinical Toxicology 47, 870-875, 2009

18) Su-Jin Seok, Hyo-Wook Gil, Du-Shin Jeong, Jong-Oh Yang, Eun-Young Lee, and Sae-Yong Hong. Paraquat Intoxication in Subjects Who Attempt Suicide: Why They Chose Paraquat. The Korean Journal of Internal Medicine 24 : 247-251, 20091 in a

19) Yung-Tong Kim, Sung-Shick Jou, Hae-Sung Lee, Hyo-Wook Gil, Jong-Oh Yang, Eun-Young Lee, and Sae-Yong Hong. The Area of Ground Glass Opacities of the Lungs as a Predictive Factor in Acute Paraquat Intoxication. J Korean Med Sci 24:636-40, 2009

20) So-Young Hong · Du-shin Jeong · Hyo-Wook Gil, Jong-Oh Yang · Eun-Young Lee · Sae-Yong Hong. The estimation of pesticide exposure in depression scores: in case of Korean orchard farmers. J Pest Sci 82:261-265, 2009 para

21) JONG-OH YANG, HYO-WOOK GIL, MUN-SOO KANG, EUN-YOUNG LEE, and SAE-YONG HONG.Serum total antioxidant statuses of survivors and nonsurvivors after acute paraquat poisoning. Clinical Toxicology 47 : 226-229, 2009

22) eMoon-Soo Kang, Hyo-Wook Gil, Jong-Oh Yang, Eun-Young Lee,and Sae-Yong Hong. Comparison between Kidney and Hemoperfusion for Paraquat Elimination. J Korean Med Sci 24 (Suppl 1) : S156-60, 2009 Total antioxidant statuses in paraquat intoxication uat intoxicatio

제 3 장

Aminio acid synthetase inhibition

01 총론

식물 전멸 제초제는 비선택적으로 모든 식물을 죽이는 광범위 제초제로 탄소동화작용 과정에서 발생하는 산소를 유해산소로 변화시키는 paraquat와 아미노산 대사에 변화를 초래하여 식물을 고사시키는 약제들이 여기에 속한다.

Paraquat에 대하여서는 앞서 제1장에서 기술 하였고 제2장에서는 paraquat 이외의 식물 전멸 제초제인 글루포시네이트(glufosinate ammonium)와 글라이포세이트(glyphosate)에 대하여 기술하고자 한다.

Paraquat가 탄소 동화작용 과정에 관여하는 약제라면 글루포시네이트와 글라이포세이트등은 그 다음 단계인 질소 동화 작용(nitrogen fixation) 단계에 작용하는 약이라고 볼 수 있다.

이들 약제의 작용 기전, 그리고 인체 독성을 이해하기 위해서는 아미노산 대사에 관한 지식을 복습하고 정리할 필요가 있다.

식물은 인체와 달리 소위 질소 동화 작용이라는 독특한 과정을 수행한다. 이는 토양에 존재하는 NO_3 혹은 NH_4^+를 NADH의 도움으로 NH_3 로 만들고 이를 토대로 아미노산을 합성하는 과정이다. 이때는 **Figure 3-1**에 도식한 바와 같이 α-ketoglutarate가 기질이 되고 여기에 NH_3가 결합되어 glutamate가 되는 과정이다.

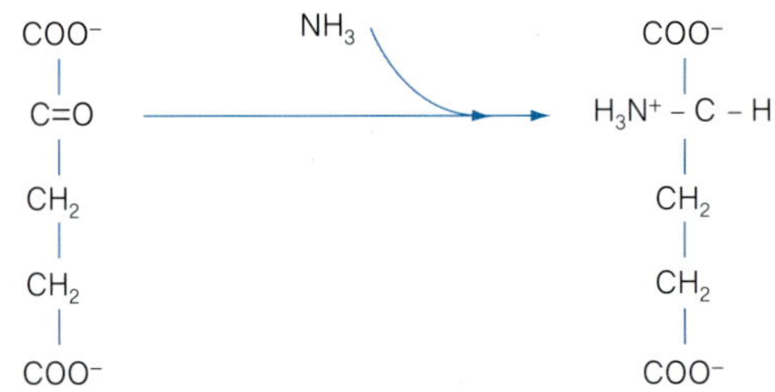

(a-Ketoglutarate) (Glutamic acid)

Figure 3-1.

질소동화 작용의 선행 조건인 α-Ketoglutarate와 NADH 등은 광합성 작용으로 합성된 포도당이 호흡 기질로 사용되어 분해될 때 생성되므로 질소동화 작용이 원활하기 위해서는 반드시 광합성과 호흡이 먼저 일어나야 한다.

Glucose
↓
Glucose 6-phosohate → Histidine
↓
3-Phosphoglycerate → Serine, Glycine, Cysteine
↓
Phosphoenolpyruvate → Tryptophan, Phenylalanine, Tyrosine
↓
Pyruvate →Alanine, Valine, Leucine
↓
≪ Citrate ≫

↓	↓
Oxaloacetate	Ketoglutarate
↓	↓
Aspartate	Glutamate
↓	↓
Asparagine Methionine Threonine Lysine Isoleucine	Glutamine Proline Arginine

Figure 3-2. Overview of amino acid biosynthesis in human.

물론 식물이나 미생물에서의 아미노산 대사는 사람에서와는 차이가 있다. 그러나 공통적인 면은 다양한 경로로 필요한 아미노산을 합성 한다는 점이다. Figure 3-2에 도식한 바와 같이 아미노산은 전구물질들로부터 합성되며 이 전구물질들은 당 대사과정의 산물인 경우가 대부분이다.

02 Amino acid 합성 억제제의 분류

1) Inhibition of glutamine synthetase

Chemical Family	Active Ingredient
Phosphinic acid	glufosinate-ammonium(글루포시네이트암모늄) bialaphos = bilanaphos

2) Inhibition of aromatic acid synthesis

Chemical Family	Active Ingredient
5-enolpyruvylshikimate-3-phosphate synthase(EPSPS) inhibitor	
Glycine derivative	glyphosate(글리포세이트)

3) Inhibition of branched chain amino acid synthesis

Chemical Family	Active Ingredient
Pyrimidinyloxybenzoic (피리미디닐옥시벤조에이트)	bispyribac sodium(비스피리박소듐) pyribenzoxim(피리벤족심) pyriminobac-methyl(피리미노박메틸) pyriftalid(피리프탈리드)
Sulfonylurea (설포닐우레아)	amidosulfuron azimsulfuron(아짐설퓨론) bensulfuron-methyl(벤설퓨론메틸) chlorimuron-ethyl chlorsulfuron

Chemical Family	Active Ingredient
	cinosulfuro cyclosulfamuron(사이클로설파뮤론) ethametsulfuron-methyl ethoxysulfuron(에톡시설퓨론) flazasulfuron(플라자설퓨론) flucetosulfuron(플루세토설퓨론) flupyrsulfuron-methyl-Na foramsulfuron halosulfuron-methyl(할로설퓨론메틸) imazosulfuron(이마조설퓨론) iodosulfuron-methylsodium(아이오도설퓨론메틸소듐) mesosulfuron metsulfuron-methyl nicosulfuron(니코설퓨론) oxasulfuron primisulfuron-methyl prosulfuron pyrazosulfuron-ethyl(피라조설퓨론에틸) rimsulfuron sulfometuron-methyl sulfosulfuron thifensulfuron-methyl(티펜설퓨론메틸) triasulfuron tribenuron-methyl trifloxysulfuron-sodium(트리플록시설퓨론소듐) triflusulfuron-methyl tritosulfuron
Imidazolinone (이미다졸리논)	imazaquin(이마자퀸)
Triazoleopyrimidine (트리아졸피리미딘)	penoxsulam(페녹슐람)

03

Amino acid 합성 억제제 중독의 임상

1. glutamine synthetase Inhibitor

1) 글루포시네이트(glufosinate ammonium) 화학적 특징 및 독성

- Common name : glufosinate
- Chemical abstract name :
  ammonium(±)-2-amino-4(hydroxymethylphosphinyl)butanoate
- Mol. Wt : 198.2
- Solubility in water : 1370 g/L(22°C)
- Acute oral LD_{50} : 1600~200 mg/kg(rats), 200~400 mg/kg(dogs)
- 작용기전 : glutamine 생성 효소 억제
- Toxicokinetics
  - Distribution half life(T1/2 alpha) : 1.84 hours
  - Elimination half life(T1/2 beta) : 9.6 hours
  - Distribution volume : 1.4 liters/kg
  - Renal clearance : 78 ml/min
  - Main route of excretion : kidney (unchanged form).

[상표] 바스타, 빨간 풀, 제로인

흙 속에 사는 곰팡이 균 중에는 인체에는 없는 아미노산을 생성하는 경우가 있는데 글루포시네이트(glufosinate)도 그중 하나이다. 글루포시네이트는 일명 phosphinothricin이라고도 하는데 이는 **Figure 3-3**에서 보는 바와 같이 glutamate와 아주 비슷하다.

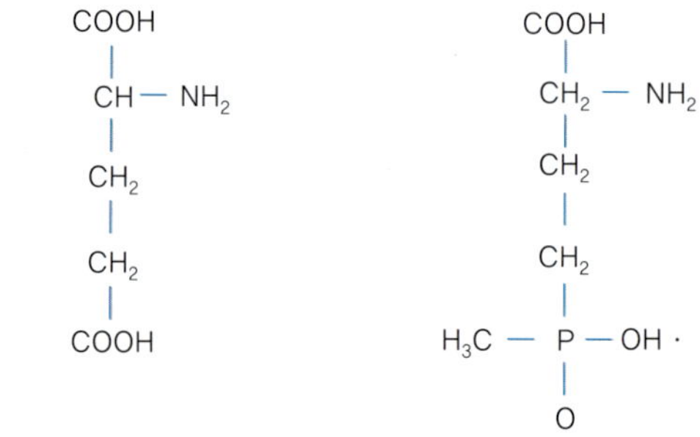

Glutamic acid　　Glufosinate

Figure 3-3. Similarity of chemical structure between glutamic acid and glufosinate.

글루포시네이트는 glutamate가 NH_3와 결합하여 glutamine을 형성하는 반응을 촉진하는 효소(glutamine synthetase)를 억제한다. 결과적으로 glutamine 형성이 차단되면 glutamine과 관련된 아미노산 대사들이 진행될 수 없다. 아미노산 합성이 차단 될 뿐만 아니라 NH_4^+ 가 아미노산 합성에 이용되지 못하므로 증가한다. 이런 환경에서는 대부분의 식물이 생존할 수 없다.

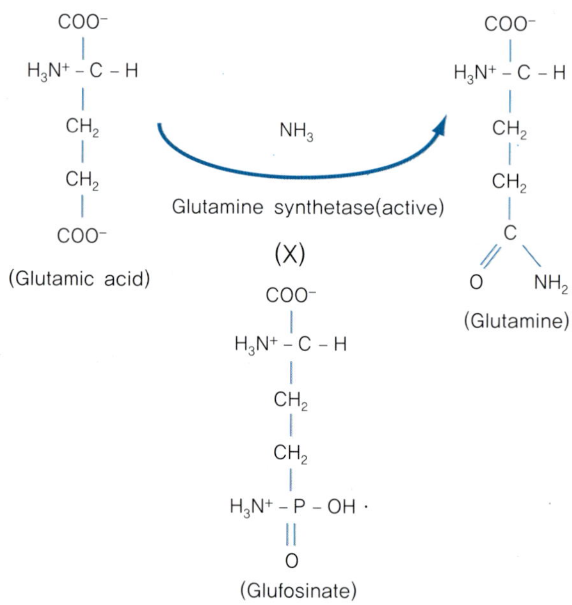

Figure 3-4. Glufosinate inhibition of the Glutamine synthetase.

2) 글루포시네이트 중독의 임상적 특징

Glufosinate 가 인체에 들어오게 되면 식물에서와 같이 glutamine 합성이 억제 된다. 그러나 치사량이 넘는 원액이 음독되어 극심한 중독이 진행되지 않는 한 glutamate 나 ammonia가 축적되는 경우는 없다. 그 이유는 인체는 식물과 달리 다른 경로에 의해 glutamine 합성이 진행 될 수 있기 때문이다.

Glufosinate 중독환자에서 가장 중요한 임상적 특징은 중추신경에 대한 중독 작용이다. 정확한 원인은 규명되지 않았으나 간질발작과 중추신경계(central nerve system : CNS) 억제가 동시에 나타난다. 간혹 동반되는 저혈압 혹은 쇼크 현상은 glufosinate 제형을 만들 때 첨가되는 surfactant(계면 활성제)에 의한 것으로 알려져 있다. 2010년 현재 국내에서 시판되는 glufosinate 제초제에 포함되는 계면 활성제는

- alcohol(C10-16), ethoxylated, monoether with sulfuric acid, sodium salts
- 2-methoxy-1-methyethanol
- phosphonic acid perfluoro-C6-12-alkyl 등이다.

음독 후 바로 입안이 얼얼하거나 오심, 구토 등이 있을 수 있는데 이들은 위에서 언급한 바와 같이 glufosinate 자체에 의한 것이 아니라 첨가되는 계면 활성제에 의한 것으로 알려져 있다. 중추신경계 증세는 음독 양에 따라 빠르면 4~5시간, 늦은 경우 24시간 이후 발생할 수도 있다. 음독 양에 따라 졸림(drowsiness), 사지 운동장애(ataxia), eye movement disorder, 혼란(disorientation), 손, 발 떨림(tremor), 의식 손실(stupor-coma), 호흡 곤란(apnea-respiratory arrest) 등이 오는데 음독 양이 300 ml 이상으로 많을 때는 저혈압으로 급사 할 수 있다.

중독 증세가 심한 경우 경련(convulsion)이 발생하는데 대부분 의식이 없던 환자들이 의식을 회복하는 단계에 나타난다. 경련은 수일간 지속 될 수 있으나 대부분 그 강도가 차차 약해진다. 이 단계에서 경련이 극심하면 경련 자체에 의한 합병증, 예를 들면 열(fever), 근육손상(muscle damage) 등이 합병될 수 있다.

회복기는 비교적 느리게 진행된다. 흥미로운 것은 일시적인 기억력 장애

(both retrograde and antegrade amnesia)가 초래될 수 있다. 그 원인은 알 수 없으나 아마도 surfactant(계면 활성제)에 의하여 뇌 혈류 장애가 발생되어 hippocampus insufficiency가 초래되는 것으로 추정된다. 비록 수 주(several weeks)동안의 긴 회복 기간이 걸릴 수는 있지만 대부분 회복된다. 회복기에 중심 성 요붕증(central diabetes insipidus)이 발생했다는 보고도 있는데 아마도 유사한 기전(mechanism)으로 설명될 수 있을 것이다(circulatory failure to hypothalamus, supraoptic, paraventricular nuclei, pituitary gland).

3) 급성 글루포시네이트 중독의 검사 소견

HPLC로 혈중에서 glufosinate를 측정할 수 있으나 임상에서는 크게 도움이 되지는 않는다. 특별히 중요한 검사가 없으나 경련을 많이 한 경우에는 근육 손상 정도를 가늠할 수 있는 hepatic transaminase, creatine phosphokinase, myoglobulin 등을 검사해야 한다. 그 외에도 routine blood chemistry, serum electrolyte, CBC, urinalysis, EKG 등을 필요에 따라 반복 측정해야 한다. 인체에서의 중독 증세가 비 특이적인 중추신경계 증세가 대부분이지만 이론적으로는 인체에서도 glutamine 합성이 억제 될 것이기 때문에 아미노산 대사 중에서 glutamine 합성 과정이 차단되었을 때 초래될 수 있는 상황들을 염두에 두어야 한다. 예를 들면, 혈중 암모니아 농도의 증가도 예견되는데 아직까지 이런 부분에는 연구 결과가 없다.

4) 급성 글루포시네이트 중독의 치료

우리나라에서 시판되는 glufosinate 제초제는 대부분 18%인데 대략 100 ml(1.8 ml/kg) 이하에서는 특별한 증세가 없다. 그러나 100 ml 가 넘는 양을 음독하면 음독 후 36시간 이내에 중추신경 장애가 온다. 두 모금(40 ml) 이상을 음독한 경우에는 처음에 증세가 없어도 2~3일 입원하여 관찰 하는 것이 원칙이다. 대부분의 제품에 surfactant(계면 활성제)가 포함되는바 이는 위장에 상당한 자극을 주어 대부분의 환자가 음독 후 바로 구토를 하게 된다. 간혹 의식이 명료하지 못한 상태에서 구토를 하게 되면 기도로 구토 물이 들어갈 수 있기 때문에 세심한 주의가 필요하다.

적절한 위 세척을 실시한 다음에는 체외 배설을 시도 해야 한다. Glufosinate는 hemodialysis가 hemoperfusion보다 더 효과적이다. 그러나 계면 활성제를 제거하는 능력은 hemoperfusion이 더 효과적이다. 따라서 hemoperfusion을 먼저 시도 하고 이어서 hemidialysis를 다시 한 번 실시하는 것이 바람 직 하다. 물론 체외 배설이 임상 경과에 미치는 효과에 대해서는 이론이 있는데 그 이유는 통계적으로 분석이 가능할 만큼 많은 환자를 볼 수가 없기 때문이다.

중추신경 장애에 의한 호흡 부전은 갑자기 발생할 수 있기 때문에 기관지 삽관 및 기계호흡을 응급으로 실시할 수 있도록 준비하고 있어야 한다.

중독 증세가 심하면 surfactant(계면 활성제)의 영향으로 소위 "systemic surfactant syndrome"이 올 수 있는데 이때는 저혈압, 기도 부종(airway edema), 급성 폐 손상(acute lung injury)등이 특징이다. 이때는 hypoxia가 심해지지 않도록 적절한 산소 주입이 필요하다. 경련이 심한 환자는 항경련제(benzodiazepines)를 정맥 주사해야 한다.

5) 만성 글루포시네이트 중독

만성적으로 글루포시네이트에 노출되면 기억력 장애가 초래된다는 동물 실험 결과가 있다. 뇌의 기질적 변화도 초래될 수 있는데 특히 hippocampal MRI modifications 이 온다는 증거가 있다. 또한 glutamine 합성 장애에 의한 전신 질환의 가능성도 있다. 따라서 특히 농민들이 제초제 살포 중에 이 약물에 노출되지 않도록 세심한 주의가 필요하다.

2. Aromatic acid synthesis Inhibitor

1) 글리포세이트(Glyphosate) 화학적 특징 및 독성

- Common name : glyphosate
- Chemical abstract name : N-(phosphonomethyl)glycine
- Mol. Wt : 169.1
- Solubility in water : 11.6 g/L(25°C)
- Acute oral LD_{50} : 〉4640 mg/kg(ducks)
- 작용기전 : aromatic acid(phenylalanine, tyrosine and tryptophan)를 합성하는 효소를 차단
- Toxicokinetics
  - Elimination half life(T1/2 beta) : 2.5 hours (after oral administration)
  - Distribution volume : 0.28 liters/kg(dogs)
  - Total plasma clearance : 0.995 liter/hour/kg
  - T(max) of 5.16 hours (after oral administration)

[상표] A. Glyphosate : 근사미, 라운드엎, 근자비, 글라신골드, 성보글라신, 이비엠글라신, 풀마타, 금새미, 아리글라신, 뉴글라신, 지심왕, 몬산토클래식, 글라신파워

B. Glyphosate-ammonium : 풀그만, 베가덱스

C. Glyphosate-potassium : 터치다운아이큐

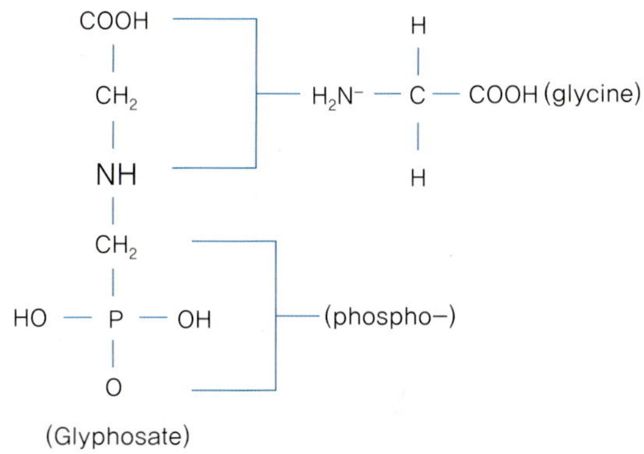

Figure 3–5. Glyphosate의 구조

글리포세이트는 아미노산 glycine의 amine기에 phosphate가 결합된 형태이다. 글리포세이트(glyphosate)라는 단어가 "glycine"과 "phospho"의 합성어인 이유이다(**Figure 3–5**).

식물은 인체에는 없는 방법으로 tyrosine, tryptophan, phenylalanine등 소위 aromatic amino acids를 생성한다. 이들은 전구물질인 chorismate로부터 만들어지는데 이때 chorismate는 5-enolpyruvylshikimate-3-phosphate synthase(EPSPS)라는 효소가 5-enolpyruvyl-shikimate-3-phosphate와 phosphoenolpyruvate에 작용하여 합성한다(**Figure 3–6**).

글리포세이트는 이 과정에서 EPSPS를 억제하여 결과적으로 tyrosine, tryptophan, phenylalanine 등 소위 aromatic amino acids의 합성을 억제한다.

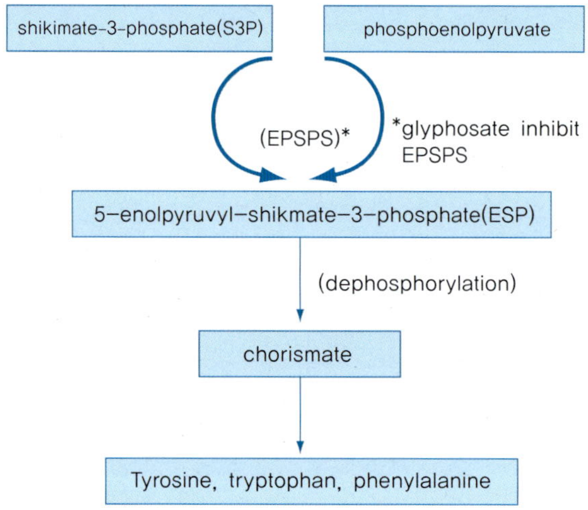

Figure 3-6. Action site of glyphosate. Glyphosate inhibit 5-enolpyruvylshikimate-3-phosphate synthase(EPSPS).

글리포세이트(Glyphosate)는 다년생 잡초를 제거할 목적으로 사용되며 식물의 잎에 살포하거나 줄기에 주입(주사)하기도 하고 싹이 날 때 싹에 살포하는 제초제 이다. 흡수된 글리포세이트는 식물의 성장점(growing points)에 도달하여 tyrosine, tryptophan, phenylalanine 등 소위 aromatic amino acids 의 합성에 관여하는 효소를 억제한다. 인체에서는 이와 같은 대사 경로가 없다. 따라서 인체 독성은 상대적으로 약하다.

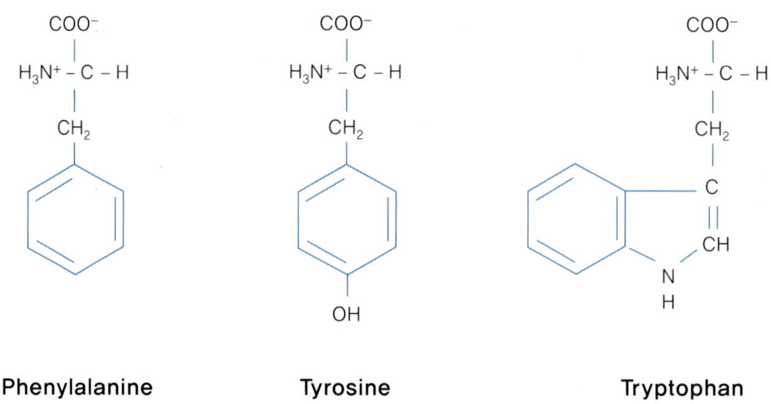

Figure 3-7. Aromatic amino acids

2) 글리포세이트(Glyphosate) 중독의 임상적 특징

글리포세이트는 상대적으로 독성이 약하고 환경 오염의 가능성도 상대적으로 낮은 제초제이다. 이런 장점으로 인하여 미국에서는 가장 많이 사용되는 제초제로 알려져 있다. 대부분의 제품은 41% isopropylamine glyphosate과 15% ethoxylated tallow amine surfactant 으로 구성된다. 이 원액에 노출되면 국소적인 소양감, 부종 등이 올 수 있다.

전신 중독 증세는 음독 양과 비례하는데 대략 50 ml 이하에서는 증세가 없고 50~100 ml 사이에는 약한 중독 증세, 100~200 ml에서는 심한 증세가 초래되고 그 이상의 양에서는 사망할 수 있다.

원액을 음독하면 인후 통, 오심, 구토, 설사, 흉부 통, 복통을 보인다. 중독 증세가 심한 경우 저혈압이 오는데 초기에는 수액요법으로 쉽게 교정이 되지만 심한 경우에는 수액 요법이나 pressor amines에 반응하지 않게 된다. 음독 양이 아주 많으면 수시간 이내에도 저혈압이 오지만 음독 양이 많지 않으면 여러 시간 이후에 호흡부전, 저혈압성 쇼크가 오기도 한다. 이런 증세들은 글리포세이트 자체에 의한다기 보다 첨가물인 계면 활성제에 의한 것으로 알려져 있다.

- **Systemic surfactant syndrome** :

제초제를 상품화 할 때 첨가하는 계면 활성제는 보통 원액 음독 후 구강내 점막 괴사, GI tract irritation, pulmonary edema, 저혈압, 급성 신부전, cardiovascular collapse 등의 symptom complex를 의미한다.

2010년 1월 현재 국내 회사들은 대부분 ethylated tallow amines, ethoxylated tallow amines, polyethylene glycol, monoethylene glycol 등을 사용하고 있다. 문제는 10여 개가 넘는 농약 제조회사마다 첨가물이 다르고 임상 의사들이 이들에 대한 독성학적 정보를 구할 수 있는 방법이 제한되어있다는 점이다. 제조 회사들마다 첨가물 정보 제공을 꺼려하는데 그 내용이 제조공법상 비밀이라고 한다. 환자의 생사에 관련된 문제이기 때문에 주치의는 환자가 음독한 제품의 계면활성제를 꼭 알아내야 한다. 현실적으로는 약병으로부터 제조회사를 확인하고 직접 연락을 취하여 확인할 수밖에 없다. Glyphosate와 염(salt)을 이루는 isopropylamine도 심장에 독성을 나타낼 수 있다는 보고가 있다. 그러나 첨가물이나 염을 이루는 물질들은 위에서 언급한 바와 같이 회사마다 다양할 수 있다는 점을 명심하고 이들의 독성에 대하여 추가적인 연구가 필요하다.

3) 글리포세이트(Glyphosate) 중독의 검사 소견

혈중에서 glyphosate를 직접 측정하는 것은 임상적으로 크게 도움이 안 된다. 이유는 측정 방법도 쉽지 않을뿐더러 중독의 정도와 비례하지 않기 때문이다. 중독의 정도는 ABGA, renal dysfunction, hepatic dysfunction, acid-base imbalance(metabolic acidosis) 등의 소견을 종합하여 결정하는 것이 현실적이다. CBC 소견으로는 백혈구 증가 및 미성숙세포출현 등이 자주 나타난다. Amylase 수치의 상승이 자주 관찰되나 이것이 pancreatitis를 반영하는 것은 아니다.

Hypoxia는 acute lung injury 때문일 수 있으나 aspiration pneumonia가 드물지 않게 동반되는 경우가 있다.

4) 급성 글리포세이트(Glyphosate) 중독의 치료

위 세척과 activated charcoal 주입은 중요한데 특히 계면 활성제가 activated charcoal에 의해 흡착될 가능성이 많기 때문이다. Hemodialysis와 resin hemoperfusion은 glylphosate를 효과적으로 제거 하나 일반적인(activated charcoal) hemoperfusion은 효과적으로 제거할 수 없는 것으로 알려져 있다.

Glyphosate가 다행히 소변으로 잘 나가고 또 위에서 언급한 바와 같이 그 자체의 독작용이 문제가 아닐 것으로 판단되기 때문에 구테여 resin hemoperfusion을 시도할 필요는 없다. 문제는 계면 활성제(surfactant)를 효과적으로 제거할 투석 방법에 관한 연구가 아직 미비하다는 점이다. 필자는 믿을만한 연구 결과가 나올 때 까지는 hemodialysis 와 hemoperfusion을 각각 1회씩 실시하는 것이 좋다고 믿고 있다.

소위 systemic surfactant syndrome에 대한 특이적인 치료는 아직까지 보고된 바가 없다. 수액 주사 및 전해질 교정 등 보존적인 치료를 하고 특히 aspiration이 될 가능성이 많다는 점을 염두에 두고 예방을 강화 하되 만일 발생하면 기도

삽관 후 적절한 치료가 필요하다.

화학 구조상 유기 인이 포함되기 때문에 유기인제 살충제 중독처럼 아트로핀이나 팜을 사용하는 의료인이 있는데 이는 적절치 못한 시술이다.

임상 경과는 양호 하며 필자가 순천향대학교 농약중독 연구소에 입원하였던 glyphosate 중독환자 16명을 대상으로 경과를 관찰하였던 결과를 요약하면,

- 평균 연령은 44.2세로 대부분(75%) 자살 목적으로 음독하였다.
- 중독 정도는 14예 (87.5%)가 경증 소견을 보였고, 중증 및 치명적인 중독 환자는 각각 1예씩이었다.
- 오심 (6예), 구토 (6예), 호흡곤란 (4예), 기침 (3예), 가래 (3예), 인후 통 (3예)을 보였고, 검사상 백혈구 증가 증은 9예, 빈혈은 5예, 저산소증은 6예, 신장기능 이상은 3예, 간장기능 이상은 8예에서 관찰되었다.
- 경증 중독환자(14예)는 보존적 치료로 회복되었고 중증 1예는 흡인 성 폐렴이 합병되었으나 회복하였으며 치명적인 중독 환자 1예는 호흡 부전을 보였으나 회복되어 급성 glyphosate 중독에 의한 사망은 없었다.

그러나 문헌 상으로는 수 백 ml를 음독한 환자가 음독 후 2~3일에 쇼크, respiratory failure, renal failure 등의 multi-organ failure로 사망한 예가 보고되어 있기 때문에 음독 양이 많을 경우에는 사망의 가능성을 염두에 두고 최선을 다 해야 한다.

3. Branched chain amino acid synthetase inhibitor

1) 총론 및 중독의 임상적 특징

이 계열에 속하는 제초제 성분은 대부분 acetolactate synthase(ALS) 억제 제이다. ALS는 소위 branched-chain amino acids로 알려져 있는 valine, leucine, isoleucine의 합성에 관여하는 효소이다. 사람에서는 이러한 과정이 없으며 따라서 이런 효소도 없다. 식물에서 이 효소가 억제되면 필수아미노산인 valine, leucine, isoleucine이 결핍되어 서서히 죽게 된다.

인체 독성은 비교적 약하지만 음독 양이 많을 때는 오심, 구토, 복통, 설사 등이 올 수 있고 심한 경우 의식 장애도 보인다. 그러나 치사량 이상을 음독하면 저혈압, 쇼크로 수시간 이내에 사망에 이른다. 음독 양이 많은 경우 약제의 수용도(water solubility)에 따라 hemodialysis 혹은 hemoperfusion을 실시한 후 보존적 요법을 해야 한다.

(1) Bispyribac sodium(비스피리박소듐)

- Mol. Wt. : 452.4
- Solubility in water : 73.3 g/l(25°C)
- Acute oral LD_{50} : 2635~4111 mg/kg(rats)

(2) Pyribenzoxim(피리벤족심)

- Mol. Wt. : 609.6
- Solubility in water : 3.5 ppm(25°C)
- Acute oral LD_{50} : 〉 5000 mg/kg(rats)

(3) Pyriminobac-methyl(피리미노박메틸)

- Mol. Wt. : 361.4
- Solubility in water : 9.2 mg/l(20°C)
- Acute oral LD_{50} : 〉 5000 mg/kg(rats)

(4) Pyriftalid(피리프탈리드)

- Mol. Wt. : 318.3
- Solubility in water : 1.8 mg/l(20°C)
- Acute oral LD_{50} : 〉 5000 mg/kg(rats)

(5) Azimsulfuron(아짐설퓨론)

- Mol. Wt. : 424.4
- Solubility in water : 72.3 mg/l(20°C)
- Acute oral LD_{50} : 〉 5000 mg/kg(rats)

(6) bensulfuron-methyl(벤설퓨론메틸)

- Mol. Wt. : 410.4
- Solubility in water : 120 mg/l(25°C)
- Acute oral LD_{50} : 〉 5000 mg/kg(rats)

(7) cyclosulfamuron(사이클로설파뮤론)

- Mol. Wt. : 421.4
- Solubility in water : 6.52 ppm(20°C)
- Acute oral LD_{50} : 〉 5000 mg/kg(rats)

(8) ethoxysulfuron(에톡시설퓨론)

- Mol. Wt. : 398.4
- Solubility in water : 1352 ppm(20°C)
- Acute oral LD_{50} : 〉 3270 mg/kg(rats)

급성 중독환자는 오심 구토 복통 등을 호소하고 음독 양이 많은 경우는 의식이 감소하나 사망한 경우는 보고된 예가 없다.

(9) flazasulfuron(플라자설퓨론)

- Mol. Wt. : 407.3
- Solubility in water : 2.1 g/l(25°C)
- Acute oral LD_{50} : 〉 5000 mg/kg(rats)

(10) flucetosulfuron(플루세토설퓨론)

- Mol. Wt. : 487.5
- Solubility in water : 114.0 mg/l(20°C)
- Acute oral LD_{50} : 〉 5000 mg/kg(rats)

(11) halosulfuron-methyl(할로설퓨론메틸)

- Mol. Wt. : 434.8
- Solubility in water : 1.65 g/l(20°C)
- Acute oral LD_{50} : 〉 5000 mg/kg(rats)

(12) imazosulfuron(이마조설퓨론)

- Mol. Wt. : 412.8
- Solubility in water : 308 mg/l(25°C)
- Acute oral LD_{50} : 〉 5000 mg/kg(rats)

(13) iodosulfuron-methyl-sodium(아이오도설퓨론메틸소듐)

- Mol. Wt. : 529.2
- Solubility in water : 25 g/l(20°C)
- Acute oral LD_{50} : 2678 mg/kg(rats)

(14) nicosulfuron(니코설퓨론)

- Mol. Wt. : 410.4
- Solubility in water : 0.07 g/l(25°C)
- Acute oral LD_{50} : 〉 5000 mg/kg(rats)

(15) pyrazosulfuron-ethyl(피라조설퓨론에틸)

- Mol. Wt. : 414.4
- Solubility in water : 9.96 mg/l(20°C)
- Acute oral LD_{50} : 〉 5000 mg/kg(rats)

(16) sulfometuron-methyl(설포메튜론메틸)

- Mol. Wt. : 364.4
- Solubility in water : 244 mg/l(25°C)
- Acute oral LD_{50} : 〉 5000 mg/kg(rats)

(17) thifensulfuron-methyl(티펜설퓨론메틸)

- Mol. Wt. : 387.4
- Solubility in water : 6270 mg/l(25°C)
- Acute oral LD_{50} : 〉 5000 mg/kg(rats)

(18) trifloxysulfuron-sodium(트리플록시설퓨론소듐)

- Mol. Wt. : 437.35
- Solubility in water : 5016 mg/l(25°C)
- Acute oral LD_{50} : 〉 5000 mg/kg(rats)

(19) zimazaquin(이마자퀸)

- Mol. Wt. : 311.3
- Solubility in water : 100 mg/l(25°C)
- Acute oral LD_{50} : 〉 5000 mg/kg(rats)

(20) Triazolopyrimidine(트리아졸피리미딘)

- Mol. Wt. : 429.8
- Solubility in water : 184 mg/l(20°C)
- Acute oral LD_{50} : 〉 5000 mg/kg(rats)

(21) penoxsulam(페녹슐람)

- Mol. Wt. : 483.3
- Solubility in water : 0.41 g/l(25°C)
- Acute oral LD_{50} : 〉 5000 mg/kg(rats)

제 4 장

광합성 억제제

01 Photosystem II 억제제초제

1. 총론

Photosystems은 광합성에 관여하는 단백들의 조합(protein complexes)을 총칭한다. 이들은 식물의 엽록체(chloroplasts) 안쪽에 있는 원반 형 주머니들이 포개진 형태인 틸라코이드(thylakoid) 안에 포함된다. Photosystem의 핵심은 빛(light)을 이용하여 주위의 분자를 환원하는 효소이다. 빛이 이 단백(효소)에 흡수되면 산화 환원반응이 시작되어 최종적으로는 전자의 말기 수용체(terminal acceptor)가 환원(reduction) 된다. Photosystem에는 두 type이 있는데 type I photosystems은 terminal acceptor가 ferredoxin-like iron-sulfur cluster proteins 이고 type II photosystems은 quinone terminal인 점이 다르다. 이들 type I과 type II는 동시에 작동되며 서로 연관되어 있다.

2. 국내에서 시판되는 photosystem II 억제제초제의 분류

Chemical Family	Active Ingredient
1) Triazine(트리아진)	ametryne atrazine cyanazine desmetryne dimethametryne(디메타메트린) prometon prometryne propazine simazine(시마진) simetryne(시메트린) terbumeton terbuthylazine terbutryne trietazine
2) Triazinone(트리아지논)	hexazinone metamitron Hexazinone(헥사지논) metribuzin(메트리뷰진)
3) Triazolinone	amicarbazone
4) Uracil	bromacil lenacil terbacil
5) Pyridazinone	pyrazon = chloridazon
6) Phenyl-carbamate	desmedipham phenmedipham
7) Urea(요소)	chlorobromuron chlorotoluron chloroxuron dimefuron diuron ethidimuron

Chemical Family	Active Ingredient
7) Urea(요소)	fenuron fluometuron isoproturon isouron linuron(리뉴론) methabenzthiazuron(메타벤즈티아주론) metobromuron metoxuron monolinuron neburon siduron tebuthiuron
8) Anilide	propanil(프로파닐) pentanochlor
9) Nitrile	bromofenoxim bromoxynil ioxynil
10) Benzothiadiazinone (벤조치아디아지논)	bentazon(벤타존)
11) Phenyl-pyridazine	pyridate pyridafol

3. Photosystem II 억제제 중독의 임상

1) Triazine(트리아진), Triazinone(트리아지논) 계열 제초제 중독의 임상

이 계열에 속한 제초제의 인체 독성은 상대적으로 약하다. 원액에 노출되는 경우 소양감, 자극적인 느낌을 유발할 수 있다. 동물실험에서 여성 호르몬 계를 교란시킨다는 보고가 있으나 사람에서는 아직 확인되지 않고 있다.

(1) Dimethametryn(디메타메트린)

- Mol. Wt. : 255.4
- Solubility in water : 50 mg/l(20°C)
- Acute oral LD_{50} : 3000 mg/kg(rats)

인체에서 빠른 속도로 대사되며 대사물은 대변과 소변을 통하여 배설된다.

음독 양이 치사량 이상인 경우에는 hemoperfusion으로 체외배설을 촉진한다.

(2) Simazine(시마진)

- Mol. Wt. : 201.7
- Solubility in water : 6.2 mg/l(20°C)
- Acute oral LD_{50} : 500~10,000 mg/kg(rats)

음독 후 24시간 이내에 80~90%가 대사되며 대사물은 바로 소변으로 배설된다.

음독 양이 치사량 이상인 체외배설 촉진과 함께 보존적 치료를 한다.

(3) simetryne(시메트린)

- Mol. Wt. : 213.3
- Solubility in water : 400 mg/l(20°C)
- Acute oral LD_{50} : 750~1195 mg/kg(rats)

급성 중독에 대한 임상 정보가 거의 없다. 음독 양이 치사량 이상인 경우에는 hemoperfusion 후에 보존적인 치료를 해야 한다.

(4) Hexazinone(헥사지논)

- Mol. Wt. : 252.3
- Solubility in water : 33 g/l(25°C)
- Acute oral LD_{50} : 1690 mg/kg(rats)

급성 중독에 대한 임상 정보가 거의 없다. 음독 양이 치사량 이상인 경우에는 수용성이고 분자량도 적어서 hemoperfusion 보다는 hemodialysis가 더 효과적일 것으로 보인다.

(5) metribuzin(메트리뷰진)

- Mol. Wt. : 214.3
- Solubility in water : 1.05 g/l(25°C)
- Acute oral LD_{50} : 2000 mg/kg(rats)

급성 중독에 대한 임상 정보가 거의 없다. 음독 양이 치사량 이상인 경우에는 수용성이고 분자량도 적어서 hemoperfusion 보다는 hemodialysis가 더 효과적일 것으로 보인다.

2) Urea(요소계)

많은 양을 음독하지 않는 한 특별한 증세는 없다. 보통 접촉된 부위가 자극적(irritating)이 되며 기도가 노출되면 기침, 호흡곤란이 온다. 오심, 구토, 설사, 의식장애, 전해질 이상, 단백 대사 장애, 기흉(moderate emphysema) 등이 올 수 있고 만성적으로 노출되면 skin sensitization과 체중 감소가 올 수 있다.

(1) linuron(리뉴론)

- Mol. Wt. : 249.1
- Solubility in water : 63.8 mg/l(25°C)
- Acute oral LD_{50} : 1500~4000 mg/kg(rats)

(2) methabenzthiazuron(메타벤즈티아주론)

- Mol. Wt. : 319.8
- Solubility in water : 15 mg/l(20°C)
- Acute oral LD_{50} : 661 mg/kg(rats)

3) Amide(아마이드)

(1) propanil(프로파닐)

- Mol. Wt. : 218.1
- Solubility in water : 130 mg/l(20°C)
- Acute oral LD_{50} : 〉 2500 mg/kg(rats)

Methaemoglubinemia가 동반 될 수 있으며 이 경우에는 methylene blue주입 혹은 교환 수혈 등으로 적극적인 치료가 필요하다. 심한 중독이 오면 호흡부전, 저혈압 등으로 사망 할 수 있기 때문이다.

4) Benzothiadiazinone(벤조치아디아지논)

(1) bentazon(벤타존)

- Mol. Wt. : 240.3
- Solubility in water : 570 mg/l(20°C)
- Acute oral LD_{50} : 〉1000 mg/kg(rats)

몸 안에서의 대사가 매우 느린 것으로 알려져 있다. 따라서 치사량이 음독된 경우에는 체외 배설을 적극적으로 실시해야 한다. 급성 중독의 임상 증세는 nausea, vomiting, diarrhea, abdominal pain 등의 소화기 증세와 dyspnea(respiratory failure), acute hepatitis, 그리고 direct toxcicity, hypoperfusion, rhabdomyolysis 등에 의한 acute renal failure 등이 올 수 있으며 hepatorenal syndrome이 보고된 예도 있다. 따라서 중독의 정도에 따라, 장기 손상에 따라 혈액 투석 등 적절한 치료를 시행해야 한다.

02 Protoporphyrinogen oxidase(Protox or PPO) 억제제

1. 총론

Porphyrin pathway는 인체의 heme 합성 과정에 중요하다. 그러나 식물에서는 광합성 구조물(photosynthetic organism)인 chlorphylls의 합성에 중요한 역할을 한다.

동물에서의 heme이나 식물에서의 chlorphylls(엽록소)은 공통적으로 합성의 마지막 단계가 proto IX 이 Fe-chlatase 혹은 Mg-chlatase의 작용을 받아 최종적으로 heme 혹은 chlorphylls이 된다. 이 과정을 촉진하는 효소가 protoporphyrinogen oxidase(Protox)이다. 다시 말해서 이 효소가 억제 된다면 식물은 광합성을 못하게 되고 동물은 porphyrin 관련한 대사장해가 초래될 수 있다.

2. Protoporphyrinogen oxidase(Protox) 억제제의 분류

Chemical Family	Active Ingredient
1) Diphenylethers	acifluorfen-Na bifenox chlomethoxyfen fluoroglycofen-ethyl fomesafen halosafen lactofen oxyfluorfen(옥시플루오르펜)
2) Phenylpyrazoles	fluazolate pyraflufen-ethyl(피라풀루펜에틸)
3) N-phenylphthalimides	cinidon-ethyl flumioxazin(플루미옥사진) flumiclorac-pentyl

Chemical Family	Active Ingredient
4) Thiadiazoles	fluthiacet-methyl thidiazimin
5) Oxadiazoles(옥사디아졸)	oxadiazon oxadiargyl(옥사디아길)
6) Triazolinones(트리아졸리논)	azafenidin carfentrazone-ethyl(카펜트라존에틸) sulfentrazone
7) Oxazolidinediones (옥사졸이딘에디온)	pentoxazone(펜톡사존)
8) Pyrimidindiones	benzfendizone butafenacil
9) Others	pyrazogyl profluazol

3. Protoporphyrinogen oxidase(Protox) 억제제 중독의 임상

Protoporphyrinogen oxidase(Protox) inhibitor 중독과 관련된 인체 독성에 대하여서는 연구가 활발하지 못하고 축적된 데이터도 없다. 다만 동물 실험에서 간, 담즙, 대변 내 porphyrin 농도가 증가한다는 연구 결과가 있어 인체에서도 이런 가능성을 염두에 두어야 할 것이다.

1) oxyfluorfen(옥시플루오르펜)

- Mol. Wt. : 361.7
- Solubility in water : 0.116 mg/l(25°C)
- Acute oral LD_{50} : 〉 5000 mg/kg(rats)

2) pyraflufen-ethyl(피라풀루펜에틸)

- Mol. Wt. : 413.2

- Solubility in water : 0.082 mg/l(25°C)
- Acute oral LD_{50} : 〉 5000 mg/kg(rats)

3) flumioxazin(플루미옥사진)

- Mol. Wt. : 354.3
- Solubility in water : 1.79 g/l(25°C)
- Acute oral LD_{50} : 〉 5000 mg/kg(rats)

4) oxadiargyl(옥사디아길)

- Mol. Wt. : 341.2
- Solubility in water : 0.37 mg/l(20°C)
- Acute oral LD_{50} : 〉 5000 mg/kg(rats)

5) carfentrazone-ethyl(카펜트라존에틸)

- Mol. Wt. : 412.2
- Solubility in water : 12 mg/l(20°C)
- Acute oral LD_{50} : 〉 5000 mg/kg(rats)

6) pentoxazone(펜톡사존)

- Mol. Wt. 353.8
- Solubility in water : 0.216 mg/l(25°C)
- Acute oral LD_{50} : 〉 5000 mg/kg(rats)

제 5 장

Fatty acid와 Lipid 합성 억제제

01 Very-long-chain fatty acids 합성 억제제 (세포분열 억제제 : Inhibition of cell division)

1. 총론

지방산은 수소가 결합된 긴 탄소사슬로 연결되어 알파(α) 부분인 카르복실기(-COOH)로 시작하고 오메가(ω)부분인 메틸기($-CH_3$)로 끝난다. 탄소 사슬 길이가 짧을수록 물에 녹는 성질이 있고 길수록 융점이 높다.

사슬의 길이에 따라 다음과 같이 분류한다.

- 짧은 사슬지방산(short chain fatty acid) : 탄소수가 4~6개로 구성
- 중간 사슬지방산(medium chain fatty acid) : 탄소수가 8~12개로 구성
- 긴 사슬지방산(long chain fatty acid) : 탄소수가 14~20개로 구성
- 매우 긴 사슬지방산(very-long-chain fatty acid) : 18개 이상으로 구성

1) 지방산의 합성

당질, 지질 및 단백질이 에너지로 사용되기 위해서는 TCA회로를 돌아야 하며, 이때 에너지가 충분하면 excess acetyl-CoA는 지방을 합성하기 위해 β-oxidation 의 진행 방향을 역으로 거슬러가는 과정으로 지방산을 합성한다. 지방산의 합성은 세포의 cytoplasm에서 일어나지만 지방산의 분해는

mitochondria에서 일어난다. 그러나 very-long-chain fatty acids(VLCFA)는 peroxisomes 에서만 대사가 가능하다. 사람에서는 VLCFA 의 과다 형성이 희귀 질환으로 발병하여 큰 문제를 일으키나 식물에서는 VLCFA 의 합성이 식물의 뿌리 성장에 꼭 필요한 과정으로 알려져 있다.

VLCFA는 endoplasmic reticulum에서 microsomal elongase에 의하여 형성된다. 첫 번째 반응은 VLCFA-synthase의 역할에 의해 CoA-activated fatty acids 가 malonyl-CoA와 반응하여 탄소 두 분자를 결합하는 것이다. Chloroacetamides는 특이적으로 VLCFA-synthase 를 억제한다. Chloroacetamides의 또 다른 제초 효과는 gibberellin pathway라고 알려져 있는 식물 성장 대사 과정 중에 geranylgeranyl pyrophosphate cyclization enzymes을 억제하는 것이다. 이런 이유로 VLCFA 합성 억제제가 세포분열 억제제(Inhibition of cell division)로 분류되기도 한다.

2. VLCFA 합성 억제제의 분류

Chemical Family	Active Ingredient
1) Chloroacetamides (크로로아세트아니라이드)	alachlor(알라클로르) butachlor(뷰타클로르) dimethachlor dimethanamid(디메타나미드) metazachlor metolachlor(메톨라클로르) pethoxamid pretilachlor(프레틸라클로르) propachlor propisochlor thenylchlor
2) Acetamides(아세타마이드)	diphenamid napropamide(나프로파마이드) naproanilide
3) Oxyacetamides(옥시아세타마이드)	flufenacet(플루페나셋) mefenacet(메페나셋)

Chemical Family	Active Ingredient
4) Tetrazolinones(테트라졸리논)	fentrazamide(펜트라자마아드)
5) Others	anilofos(아닐로포스) cafenstrole(카펜스트롤) Indanofan(인다노판) piperophos(피페로포스) Prodiamine(프로디아민)

3. VLCFA 합성 억제제의 임상

급성 중독의 경우 오심, 구토, 복통 등의 소화장애가 발생하며 심한 경우 경련, 의식장애 등의 중추 신경 장애와 저혈압 등으로 사망할 수 있다. 음독 양이 많으면 hemoperfusion을 실시하고 보존적 치료를 한다.

1) alachlor(알라클로르)

- Mol. Wt. : 269.8
- Solubility in water : 170.3 mg/l(20°C)
- Acute oral LD_{50} : 930~1350 mg/kg(rats)

2) butachlor(뷰타클로르)

- Mol. Wt. : 311.9
- Solubility in water : 20 mg/l(20°C)
- Acute oral LD_{50} : 2000 mg/kg(rats)

3) metolachlor(메톨라클로르)

- Mol. Wt. : 283.8
- Solubility in water : 488 mg/l(25°C)
- Acute oral LD_{50} : 2780 mg/kg(rats)

4) pretilachlor(프레틸라클로르)

- Mol. Wt. : 311.9
- Solubility in water : 50 mg/l(20°C)
- Acute oral LD_{50} : 6099 mg/kg(rats)

5) napropamide(나프로파마이드)

- Mol. Wt. : 271.4
- Solubility in water : 73 mg/l(20°C)
- Acute oral LD_{50} : 〉 5000 mg/kg(rats)

6) flufenacet(플루페나셋)

- Mol. Wt. : 363.4
- Solubility in water : 56 mg/l(25°C)
- Acute oral LD_{50} : 589~1617 mg/kg(rats)

동물 실험에서 배설이 빠르고 대사 또한 빠르다는 보고가 있다. 인체 독성에 대한 보고는 거의 없다. 그러나 상대적으로 치사량이 낮기 때문에 음독 양이 많으면 hemoperfusion을 실시하고 보존적 치료를 한다.

7) mefenacet(메페나셋)

- Mol. Wt. : 298.4
- Solubility in water : 4 mg/l(20°C)
- Acute oral LD_{50} : 〉 5000 mg/kg(rats)

8) fentrazamide(펜트라자마이드)

- Mol. Wt. : 349.8
- Solubility in water : 2.3 mg/l(20°C)
- Acute oral LD_{50} : 〉 5000 mg/kg(rats)

9) anilofos(아닐로포스)

- Mol. Wt. : 367.8
- Solubility in water : 16.3 mg/l(20°C)
- Acute oral LD_{50} : 472~830 mg/kg(rats)

화학 구조상 유기인 이 포함되기 때문에 유기인 제로 분류될 수도 있다. 대부분의 유기인 제가 제초제로 개발이 되는 경우에는 cholinesterase activities를 억제하지않는다. 예외적으로 anilofos(아닐로포스)는 동물 실험에서 RBC 와 plasma 내의 Cholinesterase activities를 감소시킨다는 보고가 있기 때문에 사람에서도 이런 현상이 오는지 관찰이 필요하다.

10) cafenstrole(카펜스트롤)

- Mol. Wt. : 350.5
- Solubility in water : 2.5 mg/l(20°C)
- Acute oral LD_{50} : 〉 5000 mg/kg(rats)

11) Indanofan(인다노판)

- Mol. Wt. : 340.8
- Solubility in water : 17.1 ppm(25°C)
- Acute oral LD_{50} : 460~630 mg/kg(rats)

비교적 치사량이 낮아 많은 양을 음독하는 경우 독성이 심할 것으로 추정된다. 물에 녹는 정도가 매우 약하여 원액을 음독한 경우에는 적극적인 hemoperfusion을 해야 한다.

12) piperophos(피페로포스)

- Mol. Wt. : 353.5
- Solubility in water : 25 mg/l(20°C)

- Acute oral LD_{50} : 324 mg/kg(rats)

인체 독성에 대한 정보는 없으나 비교적 치사량이 낮아 많은 양을 음독하는 경우 독성이 심할 것으로 추정된다. 물에 녹는 정도가 매우 약하여 원액을 음독한 경우에는 적극적으로 hemoperfusion을 해야 한다.

13) Prodiamine(프로디아민)

- Mol. Wt. : 350.3
- Solubility in water : 0.013 m/l(25°C)
- Acute oral LD_{50} : 〉 5000 mg/kg(rats)

식물에서 지방산 합성은 색소체(plastids)에서 일어난다. 동물 세포에서와 같이 acetyl-CoA가 가장 중요한 역할을 하며 acetyl-CoA carboxylase가 지방산 합성 반응의 속도를 조절한다고 보고 있다. 따라서 이 효소를 억제하면 제초 효과를 나타나게 된다.

14) Dimethanamid(디메타나미드)

- Mol. Wt. : 210.3
- Solubility in water : 4.6 g/l
- Acute oral LD_{50} : 500 mg/kg

인체독성에 대해서는 잘 알려져 있지 않다.

02 Fatty acid 합성 억제제

1. 총론

식물에서 지방산 합성은 색소체(plastids)에서 일어난다. 동물 세포에서와 같이 acetyl-CoA가 가장 중요한 역할을 하며 acetyl-CoA carboxylase가 지방산 합성 반응의 속도를 조절한다. 따라서 이 효소를 억제하면 제초 효과를 나타나게 된다.

2. Acetyl-CoA carboxylase 억제제의 종류

Chemical Family	Active Ingredient
1) Aryloxyphenoxypropionate	fenoxaprop-P-ethyl(페녹사프로프-피-에틸) Fluazifop-P-butyl(플루아지포프-피-뷰틸) Haloxyfop -R-methyl(할록시포프) Quizalofop-P(퀴잘로포프에틸) Propaquizafop(프로파퀴자포프)
2) cyhalofop-butyl (사이할로포프뷰틸)	
3) Cyclohexanedione oxime (사이클로헥사디온)	clethodim(클레토딤) propisochlor(프로피소클로르) sethoxydim(세톡시딤)

3. Fatty acid 합성 억제제 중독의 임상

이 계열에 속하는 약제들은 대부분 심각한 인체독성을 유발하지 않으나 음독양이 많은 경우에는 선별적으로 보존적 치료를 해야 한다.

1) fenoxaprop-P-ethyl(페녹사프로프-피-에틸)

- Mol. Wt. : 333.7
- Solubility in water : 0.27 g/l(20°C)
- Acute oral LD_{50} : 〉 5000 mg/kg(rats)

2) Fluazifop-P-butyl(플루아지포프-피-뷰틸)

- Mol. Wt. : 327.3
- Solubility in water : 1.1 mg/l(20°C)
- Acute oral LD_{50} : 2451~3680 mg/kg(rats)

3) Haloxyfop -R-methyl(할록시포프)

- Mol. Wt. : 361.7
- Solubility in water : 1.59 mg/l(20°C)
- Acute oral LD_{50} : 337 mg/kg(rats)

비교적 독성이 강하여 다량 음독 시 사망의 가능성이 높으나 임상적인 보고 사례가 없다. Hemoperfusion 등 적극적인 보존 요법과 함께 연구하는 자세로 중독의 경과를 관찰하면서 치료 계획을 세워야 할 것으로 보인다.

4) Quizalofop-P(퀴잘로포프에틸)

- Mol. Wt. : 428.9
- Solubility in water : 4 mg/l(20°C)
- Acute oral LD_{50} : 1210 mg/kg(rats)

5) Propaquizafop(프로파퀴자포프)

- Mol. Wt. : 443.9
- Solubility in water : 0.63 mg/l(20°C)
- Acute oral LD_{50} : 〉 5000 mg/kg(rats)

6) cyhalofop-butyl(사이할로포프뷰틸)

- Mol. Wt. : 359.9
- Solubility in water : 0.44 mg/l(20°C)
- Acute oral LD_{50} : 〉 5000 mg/kg(rats)

7) clethodim(클레토딤)

- Mol. Wt. : 357.4
- Solubility in water : 0.36 mg/l(20°C)
- Acute oral LD_{50} : 1360~1630 mg/kg(rats)

8) propisochlor(프로피소클로르)

- Mol. Wt. : 283.8
- Solubility in water : 184 mg/l(20°C)
- Acute oral LD_{50} : 2088~3433 mg/kg(rats)

9) sethoxydim(세톡시딤)

- Mol. Wt. : 327.5
- Solubility in water : 4700 mg/l
- Acute oral LD_{50} : 3200 mg/kg

03 Acetyl-CoA carboxylase inhibitor 이외의 제제

1. 분류

Chemical Family	Active Ingredient
1) Thiocarbamate(티오카바메이트)	butylate cycloate *dimepiperate* EPTC esprocarb(에스프로카브) molinate(몰리네이트) *orbencarb* pebulate prosulfocarb *thiobencarb(티오벤카브)* tiocarbazil triallate vernolate
2) Phosphorodithioate	bensulide
3) Benzofuran(벤조퓨란)	*benfuresate(벤퓨러세이트)* *ethofumesate(에토퓨메세이트)*
4) Chloro-Carbonic-acid	TCA *dalapon* *flupropanate*

2. Acetyl-CoA carboxylase inhibitor 이외 제제 중독의 임상

이 계통에 속하는 약제들의 인체독성에 대해서는 잘 알려져 있지 않으나 음독 양이 많은 경우에는 혈액관류 등 보존적인 치료를 해야 할것으로 판단된다.

1) esprocarb(에스프로카브)

- Mol. Wt. : 265.4
- Solubility in water : 4.9mg/l(20°C)
- Acute oral LD_{50} : 3700 mg/kg(rats)

2) molinate(몰리네이트)

- Mol. Wt. : 187.3
- Solubility in water : 900~990 mg/l(25°C)
- Acute oral LD_{50} : 369~450 mg/kg(rats)

중독 증세로는 nausea, diarrhea, abdominal pain, fever, weakness 등이 올 수 있고 접촉 부위에 소양감, 피부, 점막 자극이 올 수 있다. 휘발성이 강하여 특히 기도 점막 자극이 심하다. 급성 중독의 경우 hemoperfusion 등 보존적 치료가 필요하다.

3) thiobencarb(티오벤카브)

- Mol. Wt. : 257.8
- Solubility in water : 30 mg/l(20oC)
- Acute oral LD_{50} : 1033 mg/kg(rats)

4) *benfuresate(벤퓨러세이트)*

- Mol. Wt. : 256.3
- Solubility in water : 261 mg/l(25°C)
- Acute oral LD_{50} : 2031~3536 mg/kg(rats)

5) ethofumesate(에토퓨메세이트)

- Mol. Wt. : 286.3
- Solubility in water : 50 mg/l(25°C)
- Acute oral LD_{50} : 〉 5000 mg/kg(rats)

제 6 장

Microtubule, cell wall, and carotenoid biosynthesis inhibitors

01 microtubule 합성 억제제

1. 총론

동물이나 식물이나 생명의 기본 단위는 세포이고 세포의 구조는 어느 것이 더 우월한지 쉽게 평가 할 수 없다. 식물 세포는 탄소 동화작용과 질소 동화작용을 할 수 있는 장치를 추가로 더 갖고 있다는 점에서, 동물의 세포는 유전자가 더 다양하게 분화되어 있다는 점에서 더 우수하다는 평가를 해볼 수 있다. 진핵세포(eucaryote)는 기본적으로 유전자 정보를 보관하는 핵(nucleus)과 미토콘드리아(mitochondria), 리보솜(ribosome), 소포체(endoplasmic reticulum), 퍼옥시솜(peroxisome), 골지체(golgi complex), 리소좀(lysosome) 등을 공통으로 갖고 있으며 식물 세포는 엽록소(chlorophyll)를 내포하는 엽록체(chloroplast)를 갖고 있다. 미토콘드리아는 동물과 식물세포에 모두 존재하며 활동 에너지(ATP)를 생성한다. 엽록소는 빛 에너지를 이용하여 탄수화물을 합성한다. 리보솜(ribosome)은 세포질에 들어 있는 가장 작은 구조물로 단백질을 합성하는 장소이므로 단백질을 많이 합성하는 세포에는 리보솜이 많이 존재한다.

소포체(endoplasmic reticulum)는 세포막에서 세포 안으로 이어지는 복잡한 회선 모양의 막 조직으로 리보솜을 가지고 있는 조면소포체(rough endoplasmic reticulum)와 리보솜이 없는 활면소포체(smooth endoplasmic reticulum)가 있다. 리소좀(lysosome)은 골지체에서 만들어진 매우 작은 입자로 막과 결합되어 있다. 여러 소화 효소들을 포함하고 있으며 이를 방출하여 여러 영양소와 세포 내로 들어온 외부 물질을 분해한다. 골지체는 막 집합체로 되어 있는 매우 작은 입자로 분비 작용이 활발한 세포에 많다. RER에서 합성된 단백질은 골지체에서 탄수화물과 결합된다. 일부 단백질은 골지체에 축적되어 세포 표면을 통해 외부로 분비된다.

Peroxisome은 막으로 둘러싸인 매우 작은 입자로 동물에서는 fatty acid와 amino acids를 분해하며 식물에서는 광 호흡(photorespiration)에 관여한다. 액포(vacuole)는 낮은 밀도의 막으로 둘러싸여 있는 식물세포의 소 기관으로 소화, 삼투압 조절, 세포폐기물 저장 등의 역할을 한다.

성숙한 식물세포의 경우 액포가 전체 용적의 약 90 %를 차지한다. 액포는 액포막(tonoplast)으로 둘러싸여 있으며, 이 막은 물의 흡수와 방출을 빠르게 조절함으로써 식물의 운동을 일으킨다. 액포의 활동에 따라 기공의 개폐운동, 식충식물에서 포충엽의 포획운동, 미모사의 팽압운동 및 꽃의 개화운동 등이 이루어진다. 또한 동물에 비해 배설기관이 분화되지 않은 식물에 있어서는 액포가 물질대사의 결과로 생긴 노폐물의 배설장소일 뿐만 아니라 무기염류, 당, 색소, 유기산, 탄닌, 결정체, 알카로이드, 효소 등이 축적되어 있는 곳이기도 하다.

세포막(cell membrane)은 원형질막으로 단백질(protein)과 인지질(phospholipids)로 구성되어 있으며 인지질 이중 막(lipid bilayer)을 형성한다. 세포의 내부와 외부의 차이점을 유지시키는 역할을 하므로 세포가 항상성(homeostasis)을 유지하는 데 중요한 역할을 한다.

세포벽(cell wall)은 원형질막 바깥에 존재하며 세포가 환경에 의해 파괴되지 않고 생존할 수 있도록 보호하고 구조를 유지시켜 주는 기능을 한다. 동물세포는 세포벽을 갖고 있지 않다. 진핵세포(eucaryote)의 원형질(cytosol)에는 기본적으로 세포의 형태를 유지시켜주는 뼈대(cytoskeleton)를 포함하고 있다. 이는 다음과 같이 3종류의 섬유소(fiber)로 구성되어 있다.

1) Microtubules : 20 nm의 직경으로 tubulin protein으로 구성
2) Microfilaments : 7 nm 직경으로 actin protein으로 구성
3) Intermediate filaments : 10 nm 직경으로 rod-shaped protein으로 구성 이들 세포의 구성 요소(organelle) 중 하나라도 생성이 안되거나 역할을 못하면 세포는 죽는다.

2. microtubule 합성 억제제의 종류

Chemical Family	Active Ingredient
1) Dinitroaniline(디니트로아니린)	benfluralin(벤플루랄린) ethalfluralin(에탈플루랄린) pendimethalin(펜디메탈린) trifluralin(트리플루랄린) oryzalin(오리잘린)
2) Pyridine(피리딘)	dithiopyr(디티오피르)

3. microtubule 합성 억제제 중독의 임상

이 계열에 속하는 제초제들은 다행히 인체 독성을 거의 일으키지 않는다. 그러나 모든 농약이 그렇듯이 만성적으로 노출되었을 때 인체에 어떤 영향을 미치는지에 대하여는 지속적인 관찰이 요구된다.

1) benfluralin(벤플루랄린)

- Mol. Wt. : 335.3
- Solubility in water : 0.1 mg/l(25°C)
- Acute oral LD_{50} : 〉 5000 mg/kg(rats)

2) ethalfluralin(에탈플루랄린)

- Mol. Wt. : 333.3
- Solubility in water : 0.3 mg/l(25°C)
- Acute oral LD_{50} : 〉 5000 mg/kg(rats)

3) pendimethalin(펜디메탈린)

- Mol. Wt. : 281.3
- Solubility in water : 0.3 mg/l(20°C)
- Acute oral LD_{50} : 〉 5000 mg/kg(rats)

4) trifluralin(트리플루랄린)

- Mol. Wt. : 335.3
- Solubility in water : 0.22 mg/l(20°C)
- Acute oral LD_{50} : 〉 5000 mg/kg(rats)

5) dithiopyr(디티오피르)

- Mol. Wt. : 401.4
- Solubility in water : 1.4 mg/l(20°C)
- Acute oral LD_{50} : 〉 5000 mg/kg(rats)

6) oryzalin(오리잘린)

- Mol. Wt. : 346.4
- Solubility in water : 2.6 mg/l
- Acute oral LD_{50} : 〉 10,000 mg/kg

02 세포 막 합성 억제제 중독의 임상

1. cell wall biosynthesis 억제제의 종류 및 임상

Chemical Family	Active Ingredient
1) benzamide(벤자미드)	isoxaben(아이속사벤)
2) bengonitrile(벤조나이트릴)	dichlobenil(디클로베닐)

아직까지 이 계열에 속한 제초제가 심각한 인체 독성을 유발 한 경우는 보고된 바 없다.

03 Carotenoids 합성 억제제

1. 총론

Carotenoid(카로티노이드 색소)는 거의 모든 식물의 색소체(plastids)에 보편적으로 분포하는 노란색 · 주황색 · 빨간색의 무질소 성 색소(organic pigments)이다. 탄화수소 계열인 카로틴과 산소를 함유(히드록시기)하는 크산토필의 2가지 주요형태가 있다. 녹색식물에 의해 합성되는 카로티노이드는 꽃피는 식물의 꽃잎 · 꽃가루 · 열매(예를 들면, 당근 · 토마토 · 귤) 등에서 잘 볼 수 있는데, 낙엽수와 관목의 가을철 잎에서도 볼 수 있다. 녹색식물의 잎에서 carotenoids는 빛 에너지를 흡수해 가장 중요한 광합성 색소인 엽록소에 전달함으로써 광합성에서 부수적 역할을 수행한다. 뿐만 아니라 carotenoids는 엽록소(chlorophyll)

가 햇빛을 이용해 탄소 동화작용을 할 때 유해산소로부터 엽록소를 보호하는 역할을 한다. Carotenoids는 mevalonic acid pathway를 통하여 합성되는데 이 반응의 처음 단계에 관여하는 효소가 phytoene desaturase이다. 결국 엽록소가 파괴되면 잎이 하얗게 탈색되고 차차 죽게 된다.

2. Carotenoids 합성 억제제의 분류

1) Inhibition of carotenoid biosynthesis at the phytoene desaturase step(PDS)

Chemical Family	Active Ingredient
1) Pyridazinone	norflurazon
2) Pyridinecarboxamide	diflufenican picolinafen
3) Other	beflubutamid fluridone flurochloridone flurtamone

2) Bleaching : Inhibition of 4-hydroxyphenyl-pyruvate-dioxygenase(4-HPPD)

Chemical Family	Active Ingredient
1) Triketone(트리케톤)	mesotrione(메소트리온) sulcotrione
2) Isoxazole	*isoxachlortole* isoxaflutole
3) Pyrazole	benzofenap pyrazolynate pyrazoxyfen
4) Other	*benzobicyclon*

3) Bleaching : Inhibition of carotenoid biosynthesis(unknown target)

Chemical Family	Active Ingredient
1) Triazole	amitrole (in vivo inhibition of lycopene cyclase)
2) Isoxazolidinone	clomazone(클로마존)
3) Urea	fluometuron
4) Diphenylethe	aclonifen

3. Carotenoids 합성 억제제 중독의 임상

지금까지는 인체 중독에 대한 임상 보고가 확인되지 않고 있다. 그러나 치사량을 음독하는 경우 심각한 중독 증세가 예견되므로 초기 hemodialysis와 함께 적극적인 대증 요법이 필요할 것으로 보인다.

1) mesotrione(메소트리온)

- Mol. Wt. : 339.3
- Solubility in water : 15~22g/l(20°C)
- Acute oral LD_{50} : 〉 5000 mg/kg(rats)

2) clomazone(클로마존)

- Mol. Wt. : 239.7
- Solubility in water : 1.1 g /l(20°C)
- Acute oral LD_{50} : 1369~2077 mg/kg(rats)

제 7 장

제초제 옥신(auxins), 기타 성장조절제(growth regulator)

01 Action like indole acetic acid(synthetic auxins)

1. 총론

식물이 씨에서 발아하여 생장하는 데에는 여러 가지 조절물질이 필요한데 Auxins(옥신)은 특히 줄기의 신장에 관여하는 식물생장호르몬(phytohormone or plant hormone)의 일종이다. 가장 중요한 천연 옥심인 indole-3-acetic acid는 tryptophan으로부터 합성된다. 즉, tryptophan이 없으면 줄기의 생장점에서 옥신이 생기지 않는다.

인공적으로 합성한 제초제나 고엽제로 쓰이는 2,4-D, naphthalene acetate 등은 모두 옥신과 같은 작용을 하므로 이들을 옥신류라 부른다. 옥신은 생장이 왕성한 줄기와 뿌리 끝에서 만들어지며 세포벽을 신장시킴으로써 길이 생장을 촉진한다. 옥신이 세포 안으로 들어오면 세포 안에 있던 수소이온들을 세포막 밖으로 내보내기 때문에 세포 밖은 pH가 낮아져서 산성을 띠게 된다. 실제로 완충용액을 처리하여 pH가 낮아지지 않게 하면 옥신이 있어도 생장을 하지 않는다. 산성화가 되면 세포벽의 셀룰로스 결합이 이완되어 세포막 안쪽 액포가 원형질 대신 물로 채워져 세포가 팽창되면서 커지게 된다. 결과 세포벽이 늘어나게 되므로 길이 생장이 일어나게 된다. 식물은 동물보다 성장속도가 매우 빠른데, 그것은 세포분열과 더불어 옥신에 의해 이와 같은 세포 체적 증가가 이루어지기 때문이다.

옥신과 cytokinin의 비(ratio)는 식물의 뿌리(root) 성장과 싹(shoot buds)의 발육의 비율을 조절하는 것으로 알려져 있다. 가장 중요한 천연 옥심은 indole-3-acetic acid 이나 이 물질은 매우 불안정하여 유사한 물질이 합성되고 있다.

합성 옥신을 식물에 뿌리면 식물이 통제되지 않은 비정상 성장을 시작하는데 이렇게 시작된 성장은 지속될 수 없으며 줄기는 꼬이고 잎은 시든다.

2. synthetic auxins 의 종류

Chemical Family	Active Ingredient
1) Aryloxyalkanoic acid	2,4-D(이사디) MCPA(엠시피에이) mecoprop(메코프로프-피) dicamba(디캄바)
2) Carboxylic acid	clopyralid Fluroxypyr(플루록시피르) dichlorprop(디클로르프로프) triclopyr-TEA(트리클로피르티이에이)

3. synthetic auxins 중독의 임상

1) 2,4-D : (2,4-dichlorophenoxy)acetic acid

- Mol. Wt. : 221.0
- Solubility in water : 23.1 g/l(25°C)
- Acute oral LD_{50} : 639~764 mg/kg(rats)

합성 옥신으로 indole-3-acetic acid와 같은 역할을 한다.

급성 중독이 오면 의식 소실 등의 신경학적 증세, 부정맥 등의 순환기 증세, 간 기능장애, 신 기능장애, severe metabolic acidosis, hyperkalemia 등이 초래되며 급성 기에는 위장관 점막 출혈 등의 소화기관 증세, 기관지 점막의 염증 성 변화 등의 호흡기관 증세 등을 보인다. 치사량 이상을 음독한 경우에는 수일 이내에 사망한다.

베트남 전쟁 시 사용된 고엽제로 알려지면서 만성 중독에 대한 염려가 대두되었다. 위장 관으로 흡수는 매우 빠르며 피부나 호흡기관을 통한 흡수는 느린 것으로 알려져 있다. 대부분 소변으로 배설되나 극히 일부는 지방 조직에 결합할 수 있고 bio-trans-formation 도 일어난다. 체내에서의 반감기는 대략 13~39 hours으로 알려져 있다.

Alkaline diuresis로 배설을 촉진할 수 있다는 보고가 있으며 중독환자의 치료는 보존적 요법이다.

2) MCPA(엠시피에이) = 2-Methyl-4-Chlorophenoxyacetic Acid

- Mol. Wt. : 200.6
- Solubility in water : 273.9 mg/l(25°C)
- Acute oral LD_{50} : 700~1160 mg/kg(rats)

합성 옥신으로 indole-3-acetic acid와 같은 역할을 한다. 급성 중독 시에는 의식 손실 등의 신경학적 증세와 부정맥, 신기능 장애 등이 올 수 있다.

수년이 경과한 이후에 호흡기 질환, 우울증 등이 악화될 수 있다는 보고가 있다. Alkaline diuresis 로 배설을 촉진할 수 있다는 보고가 있으며 중독환자의 치료는 보존적 요법이다

3) mecoprop(메코프로프-피)

- Mol. Wt. : 214.6
- Solubility in water : 734 mg/l(25°C)
- Acute oral LD_{50} : 930~1166 mg/kg(rats)

합성 옥신으로 indole-3-acetic acid와 같은 역할을 한다.

급성 중독 시에는 의식 손실 등의 신경학적 증세와 부정맥, 신기능 장애 등이 올 수 있다.

수년이 경과한 이후에 호흡기 질환, 우울증 등이 악화될 수 있다는 보고가 있다. Alkaline diuresis로 배설을 촉진할 수 있다는 보고가 있으며 중독환자의 치료는 보존적 요법이다.

4) dicamba(디캄바)

- Mol. Wt. : 221.0
- Solubility in water : 6.1 g/l(25°C)
- Acute oral LD_{50} : 1707 mg/kg(rats)

합성 옥신으로 indole-3-acetic acid와 같은 역할을 한다.

오심, 구토, 복통, 근육통이 오고 서맥, 호흡 곤란 그리고 신경학적으로는 흥분상태가 올 수도 있고 반대로 축 처진 상태를 보이기도 한다.

흡입을 한 경우에는 기도 자극증세, 쉰 목소리 혹은 발음이 안 되는 상태가 온다. 눈에 묻으면 각막이 혼탁되어 시력 장애 등의 합병증을 남길 수 있기 때문에 흐르는 물에 잘 15분 이상 씻어내고 바로 안과 전문의의 치료를 받아야 한다.

5) flurozypyr(플루록시피르)

- Mol. Wt. : 255.0
- Solubility in water : 5700 g/l
- Acute oral LD_{50} : 2405 mg/kg

6) dichlorprop(디클로르프로프)

- Mol. Wt. : 235.1
- Solubility in water : 350 g/l
- Acute oral LD_{50} : 825 - 1470 mg/kg

7) triclopyr(트리클로피르)

- Mol. Wt. : 256.5
- Solubility in water : 8.1 g/l
- Acute oral LD_{50} : 692 - 577 mg/kg

02 성장 조절제(growth regulator)

1. 총론

성장 조절 제는 엄격한 의미에서는 제초제가 아니다. 그러나 화학 성분이 제초제와 비슷한 것이 있고 원액을 음독하면 인체에는 치명적일 수 있기 때문에 주의가 필요하다. 우리나라에서 시판되는 이 계통의 약들을 정리하면 다음과 같다.

1) Gibberellic acid 조절제

Gibberellin은 식물에서 세포의 증식(growth and elongation)을 촉진하는 식물 hormone 이다. Gibberellic acid에 노출된 세포는 바로 발아(germinating)한다. 중요한 것은 낮은 농도에서는 발아, 발육이 촉진되지만 높은 농도에서는 반대 작용을 하게 한다. 포도나 과일을 크게 하기 위해서도 사용한다.

(1) daminozide(다미노자이드)

(2) mepiquat chloride(메피 클로라이드)

(3) inabenfide(이나벤파이드)

(4) gibberellic acid(지베렐린산)

(5) trinexapac-ethyl(트리넥사팍에틸)

(6) prohexadione-calcium(프로헥사디온칼슘)

2) Action like indole acetic acid(synthetic auxins)

앞에서 설명한 바와 같이 Auxins(옥신)은 줄기의 신장에 관여하는 식물생장 호르몬(phytohormone or plant hormone)이다. 가장 중요한 천연 옥심인 indole-3-acetic acid(IAA)는 tryptophan으로부터 합성된다. 합성 옥신(auxin)을 식물에 뿌리면 식물이 통제되지 않은 비정상 성장을 시작하는데 이렇게 시작된 성장은 지속될 수 없으며 줄기는 꼬이고 잎은 시든다. 수확기에 적절히 사용하여 작물의 성장을 조절하는 목적으로 사용될 수 있다.

(1) 1-naphthylacetamide(나드)

(2) dichloprop(디클로르프로프)

(3) quinmerac(퀸메락)

(4) forchlorfenuron(포클로르페뉴론)

(5) 2,4-D ethylester(이사-디에틸에스터)

(6) indol-3-ylactic acid(IAA)

(7) fluroxypyr(pyridinecaiboxylic acid)

(8) mecoprop(메코프로프)

3) 광합성 중 유해산소 형성 촉진제

(1) diquat dibromide(다이 디브로마이드)

제1장 파라콰트 중독에서 자세히 설명하였다. 작용 기전이 파라콰와 유사하기 때문에 비선택성 제초제 이나 농사 현장에서는 수확기를 앞둔 농산물의 수분을 줄이고 수확 작업을 편하게 할 목적으로 사용되는 경우가 많아서 성장조절제로 분류 된다.

4) 세포 분열 억제제

(1) maleic hydrazide(말릭하이드라자이드)

(2) dimethenamide(디메타나미드)

5) microtubule assembly inhibitor

(1) butralin(뷰트랄린)

(2) chlorpropham(클로르프로팜)

(3) pendimethalin(펜디메탈린)

6) endogenoue ethylene 생성 억제제

Ethylene 은 natural plant hormone이다.

(1) aminoethoxyvinylglycine(아비글리신)

(2) 1-methylcyclopropene(일-메틸사이클로프로펜)

7) endogenous ethylene 생성 촉진제

(1) ethephon(에테폰)

8) Synthetic cytokinin

RNA, RuDP-carboxylase, NADP-glyceraldehyde 등을 자극하여 세포분열, 발아, 개화 등을 돕는다.

(1) 6-benzylaminopurine(육-비에이)

(2) thidiazuron(티디아주론)

9) 기타

(1) 4-CPA(4-chlorophenoxyacetic acid)

2. 성장조절제(growth regulator) 중독의 임상

이 계통에 속하는 약제들은 대부분 심각한 인체 독성을 유발하지 않으나 음독 양이 많을 경우에는 예외적으로 중독 증세를 유발하는 경우도 있다. 이때는 보존적 치료를 시행해야 한다.

1) daminozide(다미노자이드)

- Mol. Wt. : 160.2
- Solubility in water : 100 g/l(25°C)
- Acute oral LD_{50} : 〉 5000 mg/kg(rats)

2) 1-naphthylacetamide(나드)

- Mol. Wt. : 160.2
- Solubility in water : 100 g/l(25°C)
- Acute oral LD_{50} : 〉 5000 mg/kg(rats)

3) diquat dibromide(다이 디브로마이드)

- Mol. Wt. : 344.1
- Solubility in water : 700 g/l(20°C)
- Acute oral LD_{50} : 234~408 mg/kg(rats)

임상증세 및 치료법은 제1장에 기술된 파라콰트 중독에 준한다.

4) dichlorprop(디클로르프로프)

- Mol. Wt. : 235.1
- Solubility in water : 350 mg/l(20°C)
- Acute oral LD_{50} : 825~1470 mg/kg(rats)

급성 중독 시 용혈성 빈혈이 동반되었다는 임상 보고가 있다.

5) maleic hydrazide(말릭하이드라자이드)

- Mol. Wt. : 112.1
- Solubility in water : 4.5 g/l(25°C)
- Acute oral LD_{50} : 〉 5000 mg/kg(rats)

6) mepiquat chloride(메피 클로라이드)

- Mol. Wt. : 149.7
- Solubility in water : 〉 500 g/l(20°C)
- Acute oral LD_{50} : 464 mg/kg(rats)

7) butralin(뷰트랄린)

- Mol. Wt. : 295.3
- Solubility in water : 0.3 mg/l(25°C)
- Acute oral LD_{50} : 1049~1170 mg/kg(rats)

microtubule assembly inhibitor 계통에 속하며 이의 중독에 대하여서는 해당 제초제 장(chapter)에서 기술하였다.

8) aminoethoxyvinylglycine(아비글리신)

- Mol. Wt. : 196.6
- Solubility in water : 411 g/l(25°C)
- Acute oral LD_{50} : 5000 mg/kg(rats)

9) 6-benzylaminopurine(육-비에이)

- Mol. Wt. : 225.3
- Solubility in water : 60 mg/l(20°C)
- Acute oral LD_{50} : 2125 mg/kg(rats)

치사량이 상대적으로 적어서 급성 중독의 위험이 있으나 인체 독성에 대하여서는 아직 보고된 사례가 없다.

10) inabenfide(이나벤파이드)

- Mol. Wt. : 338.8
- Solubility in water : 1 mg/l(20°C)
- Acute oral LD_{50} : 〉 5000 mg/kg(rats)

11) 1-methylcyclopropene(일-메틸사이클로프로펜)

- Mol. Wt. : 54.0
- Solubility in water : (unknown) mg/l(20°C)
- Acute oral LD_{50} : (unknown) mg/kg(rats)

12) gibberellic acid(지베렐린산)

- Mol. Wt. : 364.4
- Solubility in water : 5 g/l(20°C)
- Acute oral LD_{50} : 〉 5000 mg/kg

13) quinmerac(퀸메락)

- Mol. Wt. : 221.6
- Solubility in water : 240 g/l(20°C)
- Acute oral LD_{50} : 〉 2000 mg/kg

14) chlorpropham(클로르프로팜)

- Mol. Wt. : 213.7
- Solubility in water : 89 mg/l(25°C)
- Acute oral LD_{50} : 〉 5000 mg/kg

15) trinexapac-ethyl(트리넥사팍에틸)

- Mol. Wt. : 252.3
- Solubility in water : 10~20 g/l(25°C)
- Acute oral LD_{50} : 4460 mg/kg

16) thidiazuron(티디아주론)

- Mol. Wt. : 220.2
- Solubility in water : 31 mg/l(25°C)
- Acute oral LD_{50} : 〉 5000 mg/kg

17) forchlorfenuron(포클로르페뉴론)

- Mol. Wt. : 247.1
- Solubility in water : 30 mg/l(25°C)
- Acute oral LD_{50} : 1568~2787 mg/kg

18) pendimethalin(펜디메탈린)

- Mol. Wt. : 281.3
- Solubility in water : 0.3 mg/l(25°C)
- Acute oral LD_{50} : 1050~1250mg/kg

19) prohexadione-calcium(프로헥사디온칼슘)

- Mol. Wt. : 250.3
- Solubility in water : 174 mg/l(20°C)
- Acute oral LD_{50} : 〉 5000 mg/kg

20) ethephon(에테폰)

- Mol. Wt. : 144.5
- Solubility in water : 1 kg/l
- Acute oral LD_{50} : 3030 mg/kg

21) 2,4-D(이사-디)

- Mol. Wt. : 221
- Solubility in water : 23.1 g/l(PH7)
- Acute oral LD_{50} : 639 - 764 mg/kg

22) IAA(indol-3-ylacetic acid)

- Mol. Wt. : 175.2
- Solubility in water : 1.5 g/l
- Acute oral LD_{50} : unknown

23) 4-CPA(4-chlorophenoxyacetic acid)

- Mol. Wt. : 186.6
- Solubility in water 〉 1 g/l
- Acute oral LD_{50} : 2200 mg/kg

24) fluroxypyr(플루록시피르)

- Mol. Wt. : 255.0
- Solubility in water : 12.6 g/l
- Acute oral LD_{50} : 2405 mg/kg

25) dimethenamid(디메타나미드)

- Mol. Wt. : 275.8
- Solubility in water : 1.2 g/l
- Acute oral LD_{50} : 1570 mg/kg

26) mecoprop(메코프로프)

- Mol. Wt. : 214.6
- Solubility in water : 880 mg/l
- Acute oral LD_{50} : 930 ~ 1166 mg/kg

제 8 장

기타 제초제와 전착제

01 기타 제초제

1. 총론

제초제를 분류하는 방법은 다양하지만 어떤 방법으로도 기존의 분류에 속하지 않는 약제들이 있다. 이는 아마도 제초 효과가 있다는 것은 알려져 있으나 그 이유가 분명치 않은 때문일 것이다. 다행히 인체독성을 일으키는 경우는 거의 없으나 음독 양이 많을때에는 혈액관류를 실시하고 일반적인 보존적 치료를 하는 것이 바람직하다.

이 범주 안에 속하는 제초제들은 다음과 같다.

1) Dymron(다이뮤론) = daimuron(다이아뮤론) = methyl-dimuron

- Mol. Wt. : 268.3
- Solubility in water : (unknown) mg/l(25°C)
- Acute oral LD_{50} : 〉4000 mg/kg(rats)

2) oxaziclomefone(옥사지크로메폰)

- Mol. Wt. : 376.3
- Solubility in water : 0.18 ppm(25°C)
- Acute oral LD_{50} : 〉 5000 mg/kg(rats)

세포 증식 억제제로 인체 독성은 보고되어 있지 않다.

3) metamifop(메타미포프)

- Mol. Wt. : 440.8
- Solubility in water : 0.687 mg/l(20°C)
- Acute oral LD_{50} : 〉 2000 mg/kg(rats)

Aryloxyphenoxy propionate(아릴옥시페녹시프로피오네이트)계열 친환경 제초제, 벼와 피를 구별하는 친환경 제초제로 한국(동부하이텍)에서 개발된 저 독성 제초제

4) pyributicarb

- Mol. Wt. : 330.4
- Solubility in water : 0.32 mg/l(20°C)
- Acute oral LD_{50} : 〉 5000 mg/kg(rats)

Thiocarbamate(치오카바메이트)계열 제초제로 인체독성은 거의 없다.

5) benzobicyclon(벤조비사이클론)

- Mol. Wt. : 447.0
- Solubility in water : 0.052 mg/l(20°C)
- Acute oral LD_{50} : 〉 2250 mg/kg(ducks)

Hydroxyphenyl pyruvate dioxygenase inhibitor로 새로운 저 독성 제초제

6) quinoclamine(퀴노클라민)

- Mol. Wt. : 207.6
- Solubility in water : (unknown) mg/l(20°C)
- Acute oral LD_{50} : 1360~1600 mg/kg(rats)

항진균제로도 사용, 논 이끼 제초제로 인체독성에 대하여서는 잘 알려져 있지 않다.

7) pyrazolate(피라졸레이트)

- Mol. Wt. : 439.3
- Solubility in water : 0.056 mg/l(20°C)
- Acute oral LD_{50} : 〉 5000 mg/kg(rats)

피라졸 계 제초제로 인체독성은 거의 없다.

8) Bromobutide(브로모뷰타이드)

- Mol. Wt. : 312.2
- Solubility in water : 3.54 mg/l(25°C)
- Acute oral LD_{50} : 〉 5000 mg/kg(rats)

9) asulam sodium(아슐람소듐)

- Mol. Wt. : 230.2
- Solubility in water : 5 g/l(25°C)
- Acute oral LD_{50} : 〉 4000 mg/kg(rats)

Carbamate(카바메이트)계열 제초제로 인체독성은 거의 없다.

10) fenclorim

- Mol. Wt. : 225.1
- Solubility in water : 2.5 mg/l(20°C)
- Acute oral LD_{50} : 〉 5000 mg/kg(rats)

pretilachlor제초제가 빨리 대사 되도록 도와주는 제초제 보조제

11) pyrazoxyfen(피라족시펜)

- Mol. Wt. : 403.3
- Solubility in water : 0.9 g/l(20°C)
- Acute oral LD_{50} : 1644~1690 mg/kg(rats)

Pyrazole 계열 제초제로 hydroxyphenyl pyruvate dioxygenase inhibitor.

02 전착제

1) siloxane(실록세인)

siloxane은 silicon(실리콘)이라는 이름으로 우리에게 익숙하며 실록세인결합 Si-O로 이루어져 있는 화합물의 총칭으로, 실레인의 할로겐 치환체에 물을 작용시켜 얻는다. 최근에 환경 오염의 가능성으로 관심을 받아오고 있으나 급성 인체 독성에 대해서는 보고된 바가 없다.

2) Polyoxyethylene alkyl aryl ether

계면 활성제로 사용되며 인체 독성에 대한 보고는 없다.

3) Blend of alkyl aryl polyethoxlate and sodium salt of alkylsulfonated alkylate

전착제로 사용되며 인체 독성에 대한 보고는 없다.

4) polyether modified polysiloxane(폴리에테르폴리실록세인)

실록세인 계 전착제로 인체 독성에 대한 보고는 없다.

5) Sodium lignosulfonate

인체독성에 대하여서는 잘 알려져있지 않다.

제 9 장

성분 별 찾아보기

상표	유효성분	Page

상표	유효성분	Page
삼정승	3). Pyrazosulfuron-ethyl	94, 108
상지기	1). Dimethenamid-P	122, 126
	2). Pendimethalin	135, 136, 146, 151
새그린	1). Benfluralin	135
새논	1). Dimethametryn	112, 114
	2). Pyrazosulfuron-ethyl	94, 108
	3). Thiobencarb	130, 131
샛별	1). Pendimethalin	135, 136, 146, 151
	2). Propanil	113, 116
샤프트	1). Pendimethalin	135, 136, 146, 151
서한아토닉	1). Ethephon	146, 151
서한펜디	1). pendimethalin	135, 136, 146, 151
선각자	1). Flucetosulfuron	94, 107
	2). Pyrazolate	155
	3). Simetryn	112, 114
선구자	1). Halosulfuron-methyl	94, 108
	2). Pyriminobac-methyl	93, 106
선봉장	1). Cyclosulfamuron	94, 107
	2). Molinate	130, 131
성보글라신	1). Glyphosate	2, 11, 91, 93, 100, 101, 102, 103, 104, 105
성보알라	1). Alachlor	122, 123
성보전착제	1). Polyoxy ethylene alkyl aryl ether	156
	2). Sodium lignosulfonate	156
세리타드	1). Inabenfide	145, 149
세알	1). Metolachlor	122, 123
세톡시딤	1). Sethoxydim	127, 129
센코	1). Metribuzin	112, 115
셀렉트	1). Clethodim	127, 129
손시네	1). Butachlor	122, 123
	2). Clomazone	139
손시운	1). Cyhalofop-butyl	127, 129
	2). Pretilachlor	122, 124, 155
	3). Imazosulfuron	94, 108

상표	유효성분	Page

상표	유효성분	Page
씨이저	1). Carfentrazone-ethyl	118
	2). Penoxsulam	94, 109
아닐로포스	1). Anilofos	123, 125
아리글라신	1). Glyphosate	2, 11, 91, 93, 100, 101, 102, 103, 104, 105
아리농부손	1). Carfentrazone-ethyl	118
	2). Imazosulfuron	94, 108
	3). flucetosulfuron	94, 107
아리부타	1). Butachlor	122, 123
아리안나풀	1). Benzobicyclon	138, 154
	2). Fentrazamide	123, 124
아리알라	1). Alachlor	122, 123
아리온노내	1). Benzobicyclon	138, 154
	2). Imazosulfuron	94, 108
	3). Penoxsulam	94, 109
아리차	1). Mepiquat chloride	145, 148
아비글라신	1). Aminoethoxyvinylglycine	146, 149
아비로산	1). Dimethametryn	112, 114
	2). Piperophos	123, 125
아수록스	1). Asulam sodium	155
아슐람소듐	1). Asulam sodium	155
아시매	1). Linuron	113, 115
	2). Thiobencarb	130, 131
아이속사벤	1). Isoxaben	137
아이오도설퓨론메틸소듐	1). Iodosulfuron-methyl sodium	94, 108
아지란	1). Asulam sodium	155
아질	1). Propaquizafop	127, 129
아짐설퓨론	1). Azimsulfuron	106
아파론	1). Linuron	113, 115
아피로맥스	1). Pyrazosulfuron-ethyl	94, 108
	2). Pyriftalid	93, 106
아피로슈퍼	1). Imazosulfuron	94, 108
	2). Pyriftalid	93, 106
아피로프로	1). Bensulfuron-methyl	93, 107

상표	유효성분	Page
천우지베레린삼사칠	2). Gibberellin A4+7	145, 149
철옹성	1). Bensulfuron-methyl	93, 107
철옹성	2). Mefenacet	122, 124
초강세	1). Bentazone	116
	2). Mecoprop-P	142, 143
초기확	1). Imazosulfuron	94, 108
	2). Fentrazamide	123, 124
초병	1). Mecoprop-P	142, 143
초보매	1). Benzobicyclon	138, 154
	2). Pretilachlor	122, 124, 155
초사냥	1). Bromobutide	155
초스탑	1). Benzobicyclon	138, 154
	2). Thiobencarb	130, 131
초원	1). Dithiopyr	135, 136
	2). Isoxaben	137
초크린	1). Thiobencarb	130, 131
초킬왕	1). Imazosulfuron	94, 108
초킬왕	2). Mefenacet	122, 124
	3). benzobicyclon	138, 154
초토화	1). Glyphosate	2, 11, 91, 93, 100, 101, 102, 103, 104, 105
	2). Oxyfluorfen	117, 118
충신	1). Azimsulfuron	106
	2). Mefenacet	122, 124
	3). Carfentrazone-ethyl	118
카니바	1). Alkyl-aryl polyethoxylate	156
	2). Alkyl-sulfonated alkylate	156
카바	1). Alkyl-aryl polyethoxylate	156
	2). Alkyl-sulfonated alkylate	156
카바골드	1). Alkyl-aryl polyethoxylate	156
	2). Alkyl-sulfonated alkylate	156
카소론	1). Dichlobenil	137
카이저	1). Dichlobenil	137
	2). Imazaquin	94, 109

Index

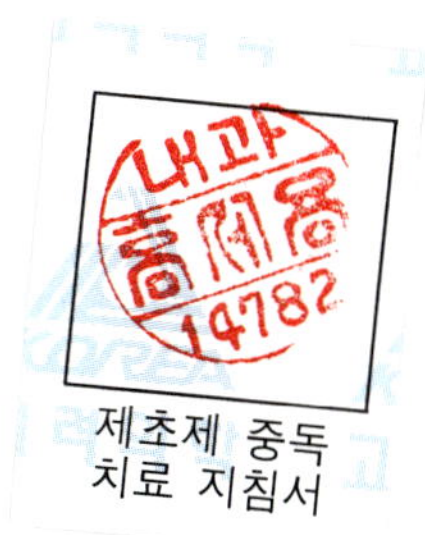

제초제 중독 치료 지침서

정가 25,000원

ISBN 978-89-7043-763-7

2010년 5월 6일 1판 인 쇄
2010년 5월 15일 1판 발 행

저 자 : 홍 세 용
발 행 자 : 최 병 진

발 행 처 : 도서출판 고 려 의 학
(136-821) 서울 성북구 성북동 115-24 보문빌딩 3층
Tel. 765-0333, 0337
Fax. 743-2288
등록번호 : 제 1-519호 1978. 6. 29.